Yoga in der Naturheilpraxis

Nadine Ott
Doris Marchadier (Co-Autorin)

1. Auflage 2015

© 2015 ML Verlag in der
Mediengruppe Oberfranken – Fachverlage GmbH & Co. KG, Kulmbach

Druck: Generál Nyomda Kft., H-6727 Szeged

Titelbild: Karin Haupt Photographie – www.karinhaupt.com

www.ml-buchverlag.de

ISBN: 978-3-945695-48-7

Inhaltsverzeichnis

Yoga als Therapiemittel – Vorwort der Autorinnen

*Der Geist hat großen Einfluss auf den Körper, und Krankheiten
haben häufig ihren Ursprung darin. Molière (1622–1673)*

Wie alles begann: Funken sprühend und überglücklich nach der Geburt ihres ersten Kindes lernte ich Nadine im Yogaunterricht kennen. Forsch kam sie nach der ersten Yogastunde auf mich zu, um Fragen rund um Yoga zu stellen und in diesem Zusammenhang bekundete sie ihr Interesse, zeitnah mit einer Ausbildung zur Yogalehrerin beginnen zu wollen. Der ursprüngliche Lehrer-Schüler-Kontakt mündete bald in eine Yogafreundschaft auf Augenhöhe. Die Tiefe der philosophischen Yogalehren, die Vernetzung von Körper, Geist und Atem begeisterten Nadine und mich gleichermaßen. Von Anfang an wuchs ein reger Austausch im Rahmen unserer Yogafreundschaft. So kam es dann auch, dass ich mit der Gründung meiner eigenen Yogaschule den Wunsch an Nadine äußerte, ein Teil dieser zu werden, woraufhin sie zustimmte. Einige Jahre später entstand bei Tee und Kuchen die Idee, gemeinsame Yogaerfahrungen und gewonnene Erkenntnisse aus Fort- und Weiterbildungen in ein Buch einfließen zu lassen. Schnell war klar, wer welche Aufgaben übernehmen würde. Nadines akribische Recherche und schriftliche Ausdrucksfähigkeit verbunden mit meiner 20-jährigen Praxiserfahrung und den vielen Patientenkontakten sollten die Basis für dieses Buch bilden. Dieser Prozess des Erschaffens ermöglichte uns beiden ganz neue Sichtweisen auf den Yoga und unser Tun. Der Impuls war geboren, der Funke durfte sprühen. Es war ein gemeinsamer Wunsch, ein Yogabuch zu veröffentlichen, welches einerseits praxisnah ist und andererseits tiefere Einblicke in den Yoga bietet. Unser Ziel war und ist es, nicht nur dem gesunden Menschen, sondern auch dem mit „handicap" einen Weg aufzuzeigen, die eigene Mitte zu finden bzw. diese wieder zu erlangen.

Doris Marchadier

Das vorliegende Buch vereint auf außergewöhnliche Weise langjähriges therapeutisches Wissen mit fundierten Kenntnissen aus dem Yoga basierend auf vielen Jahren Unterrichtspraxis und Erkenntnissen aus verschiedenen Ausbildungen. Yoga therapeutisch zu nutzen bedeutet für mich, den Körper und den Geist verbunden durch den Atem gleichmäßig zu gewichten. Somit wird unser Buch der Vielschichtigkeit des Yogas gerecht. Darüber hinaus wird die Kohärenz zwischen der Vielseitigkeit des Yogas und der Psychoneuroimmunologie dargestellt, indem altbewährtes Wissen mit neuesten Erkenntnissen aus der Medizin verbunden wird, um dem Yoga eine wissenschaftlich fundierte Basis zu geben. Mit diesem Buch möchten wir dem Leser die Einzigartigkeit des Yogas vermitteln, um den Menschen in seinem gesamten Sein zu erreichen, woraus die Freude im Umgang mit dem Körper, dem Atem und dem Geist resultieren möge.

Nadine Ott

Geleitwort Christina Casagrande

Wie berührend, dabei sein zu dürfen, wenn eine Idee geboren, in Zweifel gezogen, wieder aufgegriffen, gedreht, gewendet wird und letztendlich Gestalt annimmt. Wenn Philosophie und Übung zusammengefügt werden und Yoga ist: ein Buch aus der Praxis für die Praxis.Die beiden Autorinnen vermitteln das theoretische Wissen des Yogas anschaulich und verständlich selbst für jene, denen die Philosophie dahinter Neuland ist. Der Ansatz von Yoga als Therapie, als ganzheitliche Heilung durch Zusammenführen von Körper, Seele und Geist ist anhand von Fallbeispielen gut nachvollziehbar dargestellt. Dies bezeugt die große Praxiserfahrung der Autorinnen. Dieses durch Erfahrung gewonnene Wissen – nennen wir es ruhig Weisheit – schwingt in jeder Buchseite und macht es zu einem empfehlenswerten Arbeitsbuch für Therapeuten und Laien, die einen ganzheitlichen und tiefgreifenden Weg der Heilung beschreiten wollen. Auf diesem Weg sehe ich das vorliegende Buch als einen Stab für die Wanderer in dieser Zeit großer mentaler und körperlicher Herausforderungen. Möge es von vielen Menschen entdeckt werden – zum Wohle aller.

Christina Casagrande HP, Türkenfeld im Juni 2015

Die mit Sternchen versehenen Texte im zweiten Kapitel „Hatha-Yoga" beziehen sich auf Haltungen, die alternativ auf dem Stuhl ausgeführt werden können.

Gängige Abkürzungen: vgl. = vergleich, HWS = Halswirbelsäule, BWS = Brustwirbelsäule, LWS = Lendenwirbelsäule, EA = Einatmung, AA = Ausatmung, ZNS = Zentralnervensystem; aus dem Kapitel „Yoga-Geschichte" BhG = Bhagavadgita, HYP = Hatha-Yoga-Pradipika

Der Einfachheit halber wird die männliche Form (der Übende) benutzt. Frauen mögen sich bitte gleichermaßen angesprochen fühlen.

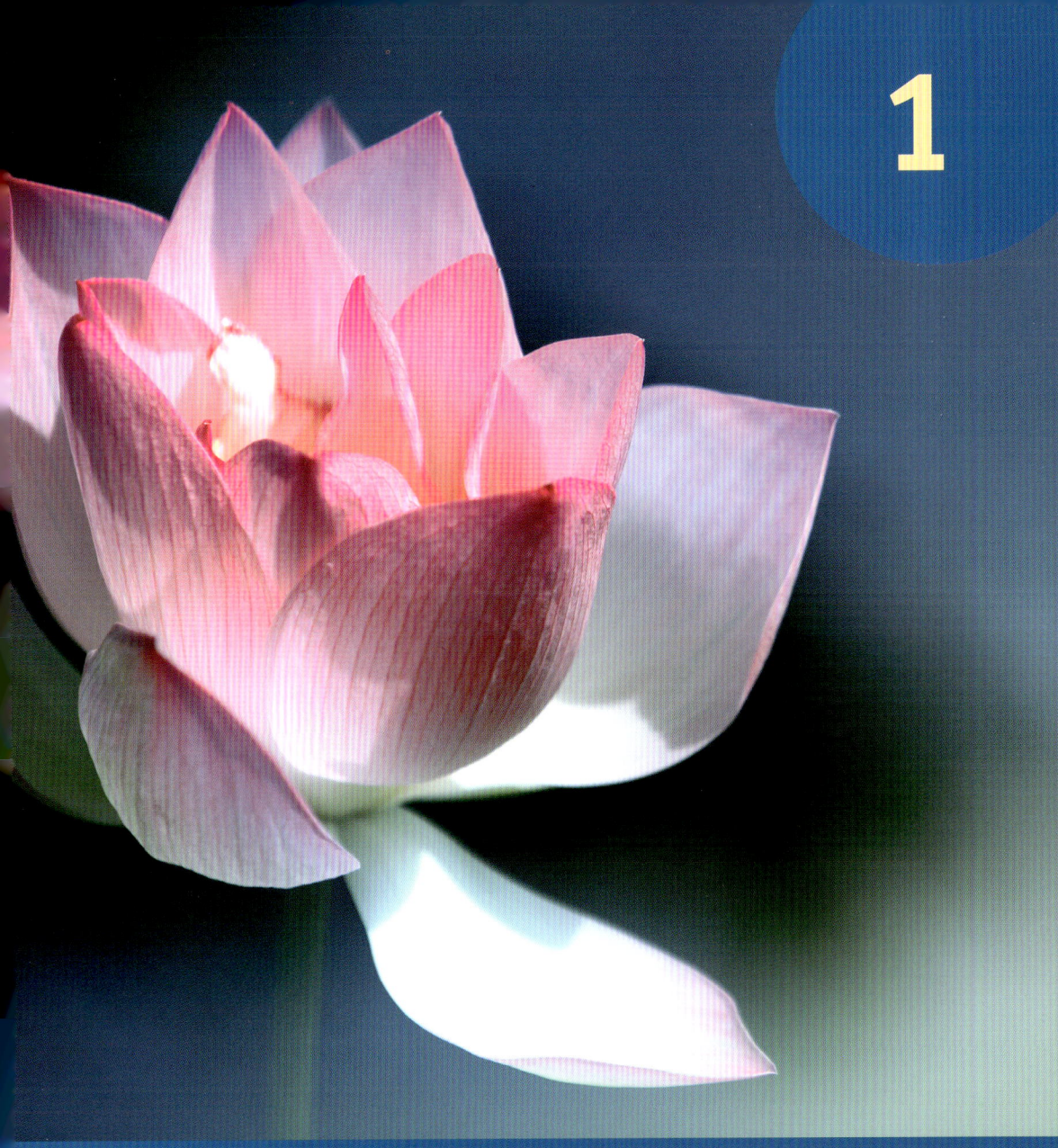

1

Einführung in das Buch –
Yoga als Therapiemittel

1. Einführung in das Buch – Yoga als Therapiemittel

„Es kommt darauf an, den Körper mit der Seele und
die Seele durch den Körper zu heilen."
(Oscar Wilde)

Die große Stärke des Yogas besteht darin, den Menschen in seiner Gesamtheit wahrzunehmen. Aus diesem Grunde liegt es nah, den Yoga in therapeutischer Form zu nutzen. Interessanterweise wissen die alten Yogis seit mehr als 1000 Jahren, dass der Körper nicht getrennt vom Geist behandelt werden kann. Die Yogatherapie schafft somit etwas, was vielen anderen Therapieformen fehlt – den Menschen in seiner Vielschichtigkeit zu sehen und zu versorgen. Im Rahmen dieses Buches geschieht dies über die Module Körper (Asana), Atem (Pranayama) und Geist (Meditation = Dhyana).

Asana und Pranayama sind Bestandteile des Hatha-Yogas, welches seine große Wirksamkeit unter anderem dank Pranayama entfaltet. Diese spezielle Atemübung vermag die Verbindung zwischen Körper und Geist herzustellen. Das Ausführen einer Übung kann nur über die bewusste Atemintegration vergegenwärtigt werden. Darüber hinaus spielen Bewusstheit und Achtsamkeit eine ebenso wichtige Rolle im Yoga. Auch diese Sichtweise wird hier in die Yogatherapie transportiert. Der Yogaschüler praktiziert seine Übungen unter Beachtung des regelmäßig ausgeführten Atems in größter Bewusstheit. Die Sinne und Gedanken werden auf diese Weise ganz und gar auf die Praxis ausgerichtet, so dass ein ganzheitliches Üben ermöglicht wird. Durch das bewusste Tun kann in der Folge im täglichen Leben ein Unwohlsein schneller wahrgenommen werden. Eine Überforderung kann verhindert werden, wodurch der Übende das Gefühl vermittelt bekommt, sein Schicksal selber in der Hand zu haben, was als Selbstwirksamkeit bezeichnet wird.

Die Yogatherapie entfaltet ihre Wirkung unter Beachtung aller drei Module: Körperarbeit, Atemübungen und Meditation. Schließlich besteht der Mensch aus Körper, Geist und Seele – die Yogatherapie trägt genau dieser menschlichen Komplexität Rechnung. Sie hebt demzufolge nicht einzelne Symptome hervor sondern erkennt im Sinne der Psychosomatik, dass Nerven- und Immunsystem sich gegenseitig bedingen. Schließlich hat es einen Grund, weshalb der Übende die Yogatherapie als Chance in seinem Heilungsprozess sieht – er wird auf allen Ebenen des Seins angesprochen. Das neuere medizinische Fachgebiet Psychoneuroimmunologie trägt dem Zusammenhang zwischen Psyche, Nerven- und Immunsystem also Körper, Geist und Seele dagegen erst seit den 80er Jahre des 20. Jahrhunderts Rechnung. Lange Zeit wurden in der Medizin seelische Vorgänge als getrennt von körperlichen betrachtet. Diesem Fachgebiet wurde der Weg von Ader und Cohen geebnet durch Forschungen über die Konditionierungen des Immunsystems analog zu den Pawlow-Reflexen. Im fünften Kapitel unter „Anatomie" wird auf diesen Zusammenhang näher eingegangen.

Dass die Yogatherapie eine wirksame Methode darstellt, zeigt die seit mehreren Jahrzehnten durchgeführte Praxis in Indien, herkömmliche Heilmethoden mit Yogatherapie zu verbinden. Tausende von Studien bestätigen die positiven Effekte von dieser Therapieform, was zum Beispiel in der führenden Datenbank „PubMed", initiiert von der US National Library of Medicine and National Institute of Health, nachvollzogen werden kann. Eine Suchanfrage zu diesem Thema ergibt dort knapp 2800 Treffer, die Studien und Metastudien zur Effektivität hinsichtlich unterschiedlicher Symptome auflisten.

In der Zeitschrift „International Journal of Yoga" (7. Ausgabe 2014) wurde eine Metastudie veröffentlicht, in der der Wirksamkeit von Yogatherapie auf den Grund gegangen wurde. Darin ausgewertete Studien zeigen zum Beispiel eine deutliche Verbesserung in den Bereichen Gewichtsabnahme, Senkung der Blutdruckrate und Diabetes. Durchgeführt wurden die Studien im Schnitt über einen Zeitraum von einem Monat mit Hilfe von Hatha Yoga und / oder Yoga Nidra.

Eine weitere in 2014 veröffentlichte, kontrollierte und randomisierte Studie an 276 Teilnehmern, publiziert in der Zeitschrift „International Journal of Yoga", beweist den Nutzen der begleitenden Therapie durch Yoga bei Asthmapatienten. Dies sind nur einige ausgewählte Beispiele – alle Studien gleichermaßen zeichnet aus, dass die Yogatherapie deutliche Vorteile gegenüber ausschließlich schulmedizinischen Methoden belegt.

Im vorliegenden Buch werden im Sinne eines ganzheitlichen Konzepts die Module Körperarbeit, Atemarbeit und Konzentrationsarbeit, ggf. als Hinführung zur Meditation angewandt. In Abhängigkeit der Indikation finden die Module allerdings eine unterschiedliche Gewichtung. Der Atem fungiert jedoch stets als Verbindungsstück zwischen Körper und Konzentrationsarbeit, kann aber bei zum Beispiel Hypertonie eine ganz zentrale Rolle einnehmen. Bei der Erarbeitung einer Übungseinheit ist darüber hinaus darauf zu achten, ob die Beschwerden überwiegend körperlicher oder psychosomatischer Natur sind. Eine ausgewogene Praxis spricht jedoch den Körper, den Atem und den mentalen Raum gleichermaßen an.

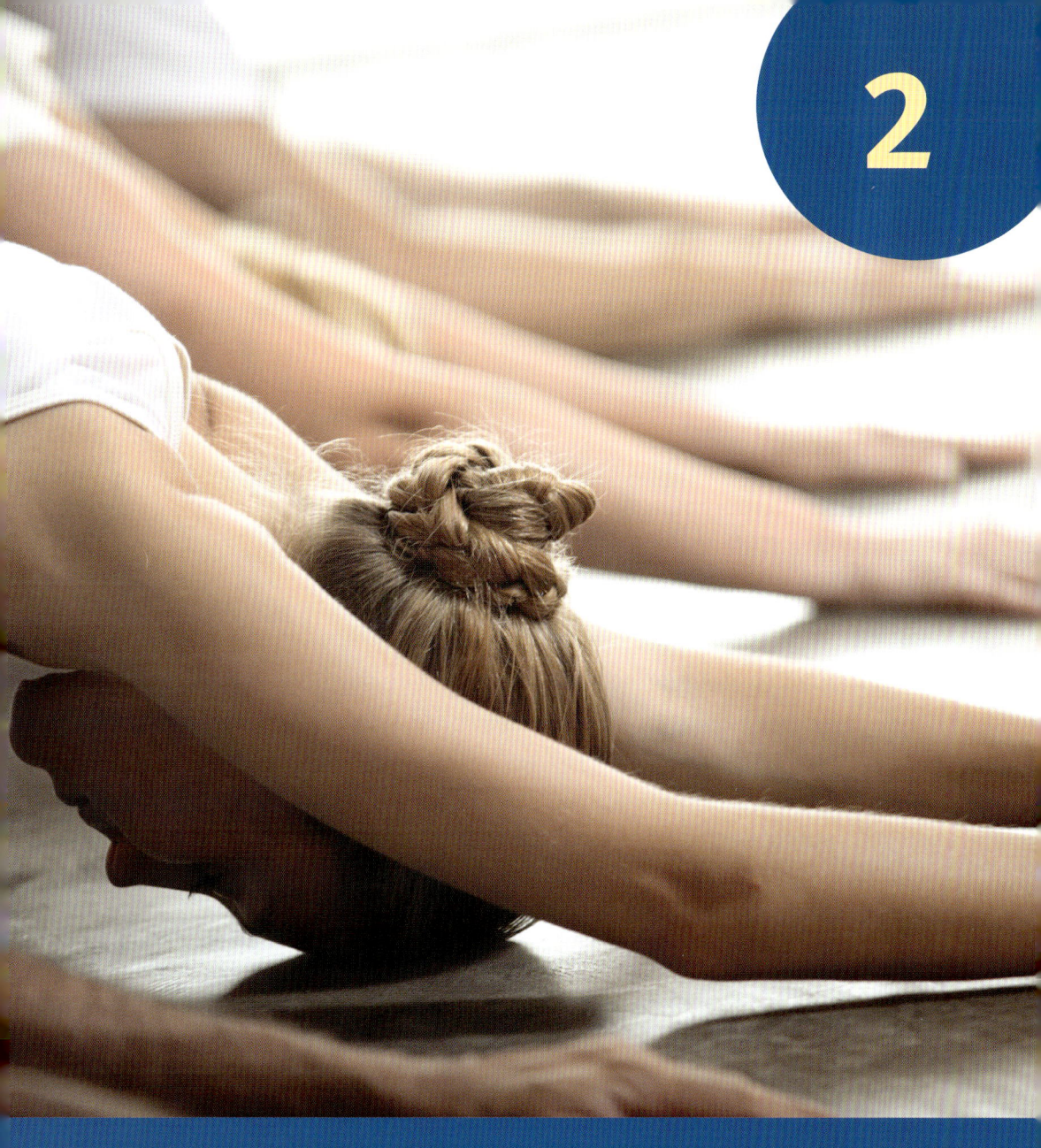

Hatha-Yoga –
die Module Körper, Atem
und Geist

2.   Hatha-Yoga – die Module Körper, Atem und Geist

„Weg und Ziel des Yoga sind, den zeitlosen Zustand des Gleichmuts,
der Reinheit und der Göttlichkeit zu spüren und zu leben.
Möge die Yogapraxis den Funken der Weisheit entfachen und
rechtes Handeln dein Leben mit Frieden, Ruhe und Glück erfüllen."
(B. K. S. Iyengar)

2.1   Modul: Körperübungen – Asanas und Karanas und ihre Bedeutung für die Yogatherapie

Der Hatha-Yoga kann therapeutisch durch die Körperübungen (Asana) genutzt werden, die schrittweise zu einem Ziel führen (Vinyasa Krama). In der Therapie werden die Asanas entweder dynamisch im Rahmen einer bestimmten Bewegungsabfolge (Karana) oder statisch mittels eines Asanas geübt. Jede unten aufgeführte Haltung kann je nach Einschränkung des Übenden modifiziert werden. Es gilt darauf zu achten, dass keine Grenze überschritten wird und eine Haltung so lange eingenommen wird, wie es dem Übenden gut tut. Die Haltungen werden im Einklang mit dem gleichmäßig geführten Atem geübt. Dies führt in die Konzentration und in ein bewusstes Tun. Je langsamer und bewusster Bewegungen unter Ausführung des gleichmäßigen Atems vollzogen werden, desto besser kann das Nervensystem beruhigt und ein fast meditativer Zustand herbeigeführt werden. Auf die Wichtigkeit dieser „Formel" – Körperübungen verbunden mit dem Atem und dem Geist – wurde im Einführungskapitel hingewiesen. Genauso wie der Übende in die Haltung gelangt, verlässt er diese auch wieder. Ein abruptes Verlassen der Haltung würde die analoge Wirkung aufheben. Nach Verlassen einer Haltung wird dem Übenden Zeit gegeben, das Asana oder Karana auf den Körper, Atem und/oder Geist wirken zu lassen, bevor eine weitere Übung durchgeführt wird.

Ausgewählte Asanas für die Yogatherapie

In der Tradition des Hatha-Yoga bestehen sechs Konzepte, die bestimmte Arten von Haltungen zusammenfassen. Im sechsten Kapitel „Yoga und Geschichte" wird auf diese Konzepte näher eingegangen.

Asanas bewirken ein Lösen aus der Alltagshaltung und bestehenden körperlichen Strukturen, die regelmäßig geübt und langsam gesteigert zu körperlichem Wohlbefinden führen können.

2.1.1   Konzept Vorbeuge

Anatomisch: Die Vorbeugen beziehen sich körperlich auf die in der Wirbelsäule stattfindende Vorbeuge in der Lendenwirbelsäule, die sich in einer Lordose befindet und durch das Vorbeugen in die Gegenrichtung – die Kyphose – bewegt wird.

Atembezogen: Vorbeugen betonen in der passiven Variante das Ausatmen, weil das Zwerchfell und die -muskulatur erschlafft und ein verstärktes Bauchatmen ermöglicht wird. Für eine lange und gerade Wirbelsäule kann in Vorbeugen das Brustbein angehoben und der Beckenboden kontrahiert werden, woraus eine verstärkte Einatmung resultiert. Um zwischen Ein- und Ausatmung unterscheiden zu lernen, eignet sich in den Vorbeugen der Wechsel aus Anheben des Brustbeines mit der Einatmung und dem Loslassen der Brustwirbelsäule und des Kopfes mit der Ausatmung. Vorbeugen werden in der Regel mit einer Ausatmung eingenommen und mit einer Einatmung verlassen.

Seelisch: Der zehnte Hirnnerv, der sogenannte Vagusnerv, gibt beim betonten Ausatmen über den parasympathischen Zweig die Rückmeldung an das Gehirn, dass eine Regenerierung des Organismus erfolgt, so dass ein inneres und äußeres Loslassen ermöglicht werden kann.

Allgemeine Eignung: Vorbeugen sind besonders geeignet für Menschen mit einem schwachen unteren Rücken oder ausgeheilten Bandscheibenvorfällen oder -vorwölbungen. Eingestellte Hypertoniker können mit Vorbeugen lernen, das Ausatmen zu betonen, um den Blutdruck zu senken.

Für die Yogatherapie relevante Asanas:

Adho Mukha Shvanasana – Die Haltung des Hundes mit dem Gesicht nach unten

Uttanasana – Die stehende Vorbeuge

Prasarita Padottanasana – Die Winkelhaltung im Stehen als Vorbeuge

Parsvottanasana – Die stehende Vorbeuge über einem Bein

Pashcimottanasana – Die Kreuz-Dehnungs-Haltung

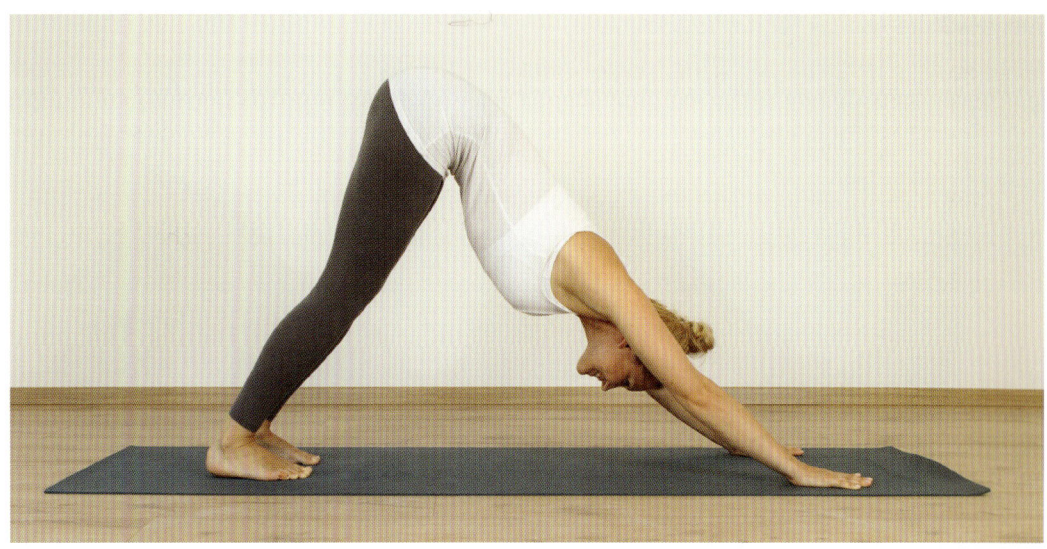

Adho-Mukha-Shvanasana (AMS):

Adha – unten, *mukha* – Gesicht, *svan* – Hund, *asana* – Haltung.

Das ist die Haltung des Hundes, dessen Gesicht nach unten zeigt.

AMS gilt sowohl als Vorbeuge als auch als Umkehrhaltung, weil der Kopf tiefer ist als das Becken. Der Blick weist Richtung Beine. AMS stellt eine Haltung des Rückzugs dar, indem die Sinne nach innen, zur eigenen Person gezogen werden. Aufgrund der Struktur handelt es sich jedoch auch um eine kraftvolle Haltung, die Selbstvertrauen verleiht und dafür sorgt, dass der Teilnehmer am Boden der Tatsachen bleibt. Bezüglich des Atems hat diese Haltung einen Sonderstatus, weil die Arme nach vorne gestreckt sind und damit die Brustatmung bedingen, also anregend wirkt. Dient die Haltung auf seelischer Ebene verstärkt dem Rückzug nach Innen empfiehlt sich die Bauchatmung, indem der Beckenboden losgelassen wird und die Beine eingebeugt werden.

Aufbau:

Im Vierfüßlerstand werden die Hände fächerförmig aufgespannt und unter den Schultern plaziert, die kraftvoll „den Boden wegschieben". Die Knie stehen unter den Hüftgelenken (oder etwas nach hinten versetzt bei längeren Beinen). Das Brustbein ist angehoben, der Beckenboden ist leicht kontrahiert, die Ellbogenbeugen zeigen zueinander.

Im Vierfüßlerstand einatmen und mit der Ausatmung wird das Gesäß Richtung Decke gestreckt. Die Hände sind weiterhin gut mit dem Boden verwurzelt und die Fersen streben Richtung Boden, werden jedoch nur aufgesetzt, wenn gewährleistet werden kann, dass das Brustbein dabei angehoben bleibt. Die Ohren befinden sich auf Höhe der Oberarme. Der Blick geht Richtung Knie. Die ganze Wirbelsäule wird lang und gerade, indem das Brustbein angehoben wird.

Verlassen der Haltung:

Einatmend in den Vierfüßlerstand zurückkehren und ausatmend in die Kindhaltung gelangen (vgl. 2. Karana, Bild (1) Seite 70). Wurde in Adho mukha shvanasana die Brustatmung betont, werden die Knie in der Kindhaltung eng zusammen genommen. Wurde dagegen Wert auf die Bauchatmung gelegt, werden die Knie weit auseinander genommen, um der Bauchatmung nachwirkend Platz zu geben.

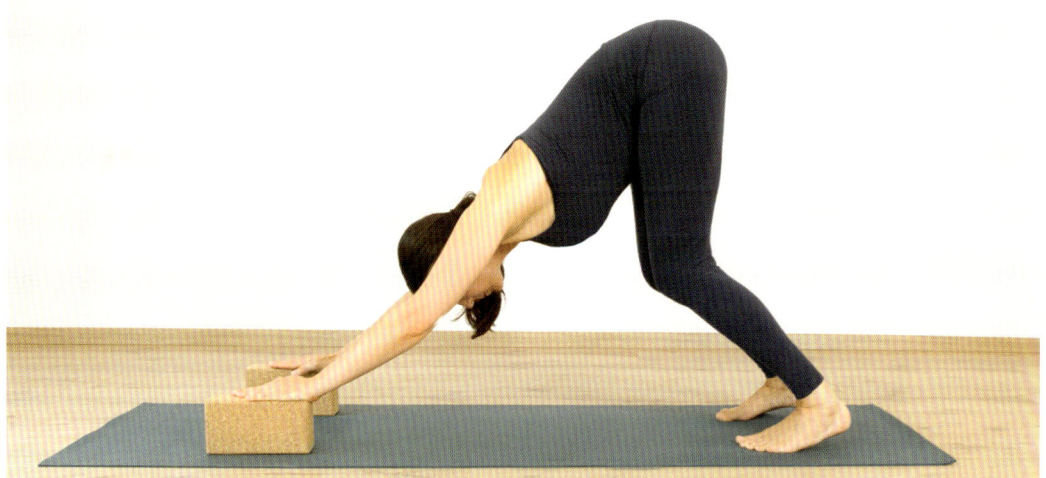

Alternativen der Haltung:

- Um Gewicht von den Händen Richtung Füße zu verlagern, eignet sich der Einsatz von Klötzen (die ggf. an einer Wand als Stütze platziert sind) als Unterlage für die Hände, die Knie sind gut gebeugt.
- Darüber hinaus kann alternativ in Form der halben Hundehaltung an der Wand geübt werden, indem Rumpf und Beine einen rechten Winkel bilden, die Arme gestreckt und die Handflächen an der Wand platziert werden.
- Mit Hilfe eines Stuhles werden Handgelenke und Schultern entlastet, wobei die Hände auf einer Stuhllehne oder dem Stuhlsitz liegen. In dieser halben Hundehaltung ist die gerade Wirbelsäule entscheidend, so dass die Beine auch hier zunächst gebeugt sind und nur dann gestreckt werden, wenn die Länge in der Wirbelsäule aufrecht erhalten werden kann.

Verlassen der Haltung:

Die Knie werden in der Variante der halben Hundehaltung signifikant gebeugt und es wird ein kleiner Schritt Richtung Stuhl oder Wand vollzogen, um die Haltung aufzulösen. Einatmend werden die Arme über die Seiten nach oben in den Stand geführt, welcher locker eingenommen der Nachspürphase dient.

Wirkung auf körperlicher Ebene:

Dehnung der ischiokruralen Muskulatur, Stärkung der Schultermuskulatur und der Muskulatur der oberen Extremitäten, beugt Kopfschmerzen vor, Intensivierung der Brustatmung und Stärkung des Herzens, wenn die Brustatmung im Vordergrund steht, Regenerierung des Nervensystems, wenn die Bauchatmung betont wird

Wirkung auf seelischer Ebene:

Innere Balance und Stärke durch den abgewandten Blick von der Welt hin zur eigenen Person, Selbstbewusstsein, Bodenhaftung, Stimulanz des Herz-Chakras im Falle einer betonten Brustatmung

! Kontraindikationen:

Verletzungen im Handbereich besonders beim Karpaltunnelsyndrom – in diesem Fall wird die halbe Hundehaltung geübt. Liegen Bandscheibenprobleme vor, werden die Beine gebeugt gehalten und die Hände stützen auf Klötzen, um das Gewicht nach hinten verlagern zu können.

Empfohlen bei folgenden Indikationen:

Physisch: Zur Kräftigung und Stabilisierung der Schulter und des entsprechenden Gelenks, ausgeheilter Bandscheibenvorfall oder -vorwölbung, Rundrücken, Kopfschmerzen, HWS-Problemen (dann in der halben Hundehaltung oder mit Klötzen), zur schrittweisen Streckung des Knies und der entsprechenden Stabilisierung mittels Kräftigung des Quadriceps.

Seelisch: Sicherheit und Selbstbewusstsein vermittelnd durch den Kontakt der Hände und Füße zum Boden, Burnout, innere Unruhe, mit der eigenen Person befassend.

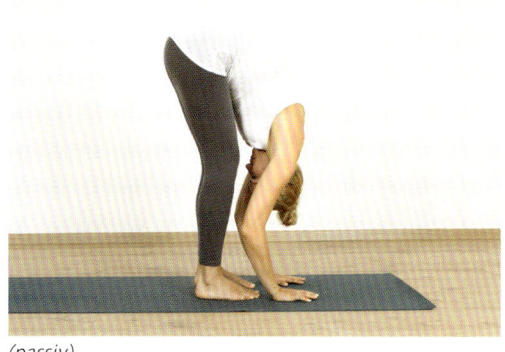
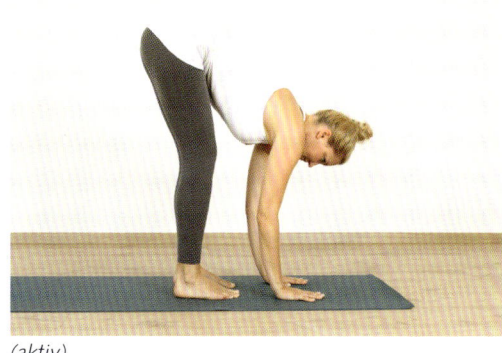

(passiv)   (aktiv)

Uttanasana:

Uttana – gestreckt, *asana* – Haltung.

Das ist die stehende Vorwärtsbeuge.

Im Stehen wird aus den Hüftgelenken heraus eine Vorwärtsbeuge vollzogen. Im Sinne eines Loslassens kann entweder die Brustwirbelsäule gerundet und der Kopf hängen gelassen werden (passive Variante) oder das Brustbein wird angehoben, um die Wirbelsäule zu längen (aktive Variante). Die Vorbeuge betont in der Aktivität das Einatmen und in der Passivität das Ausatmen.

Aufbau:

Im Stand werden die beiden Fußgewölbe des Fußes aktiviert, indem der Groß- und Kleinzeh-ballen die Ferse und die Fußaußenkante in den Boden schieben. Der Beckenboden wird durch das Ziehen des Bauchnabels Richtung Wirbelsäule leicht kontrahiert. Aus den Hüftgelenken wird mit der Ausatmung die Vorwärtsbeuge vollzogen. Anfänger beugen die Knie soweit, dass der Ansatz des Unterbauches und die Oberschenkel noch im Kontakt sind, um die Lendenwir-belsäule zu entlasten.

Die Haltung ist aktiv, wenn das Brustbein angehoben und der Beckenboden aktiviert wird. Dabei werden die Hände respektive Fingerkuppen vor oder neben den Füßen aufgestellt. Sie ist passiv, wenn sich die Brustwirbelsäule rundet und die Bauchatmung betont wird. Arme und Hände sind in diesem Fall ebenso passiv.

Verlassen der Haltung:

Folgen der Vorbeuge Haltungen des Rückzugs zum Betonen der Bauchatmung, kann das Ver-lassen Uttanasanas analog zu Adho mukha svanasana über den Vierfüßlerstand und die Kind-haltung durchgeführt werden. Wird anschließend kraftvoller geübt, gelangt der Übende mit einer Einatmung und gut eingebeugten Knien in den Stand, indem die Arme über die Seite mit nach oben genommen werden.

Alternativen der Haltung:

- Um die aktive Variante der Haltung zu ermöglichen eignen sich zur Stütze der Hände Klötze, ein Bänkchen oder ein(e) Stuhl(-lehne).
- Das Gesäß kann in der stehenden Vorbeuge gegen eine Wand gelehnt werden, was sich bei schwach ausgeprägter Muskulatur oder unsicheren Menschen empfiehlt.
- Die Vorbeuge in der aktiven und passiven Variante ist auch auf einem Stuhl oder Hocker möglich.

*Uttanasana auf dem Stuhl:

Im Sitzen den Oberkörper vorbeugen und Kopf, Arme, Schultern, Nacken loslassen, dann abwechselnd mit der Einatmung das Brustbein heben, der Kopf folgt analog, die Arme über vorne oder die Seite nach oben in die aufrechte Sitzposition nehmen und mit der Ausatmung wieder loslassen.

Wirkung auf körperlicher Ebene:

Dehnung der ischiokruralen Muskulatur, fördert die Beweglichkeit in den Hüftgelenken, in der aktiven Variante Stärkung der Rückenmuskulatur, in der passiven Variante den Ausatmen betonend für Asthmatiker und eingestellte Hypertoniker geeignet

Wirkung auf seelischer Ebene:

Fähigkeit des Loslassens entsteht durch die passive Variante, innere Balance und Stärke wird durch den abgewandten Blick von der Welt zur eigenen Person entwickelt

❗ Kontraindikationen:

Nicht ausgeheilte Bandscheibenvorfälle und -vorwölbungen, erhöhter Augeninnendruck, Depressionen, Schwindel, Bluthochdruck, im Falle eines niedrigen Blutdrucks die aktive Variante einnehmen und nur kurz in die passive Haltung wechseln; Senioren fällt die Übung mit Hilfe eines Stuhles häufig leichter.

Empfohlen bei folgenden Indikationen:

Physisch: Ausgeheilter Bandscheibenvorfall oder -vorwölbung, eingestellte Hypertonie, Asthma (hier eignet sich ein schrittweises Vorgehen von der aktiven in die passive Variante)

Seelisch: Bei krampfhaftem Festhalten an Personen, Situationen u. ä.

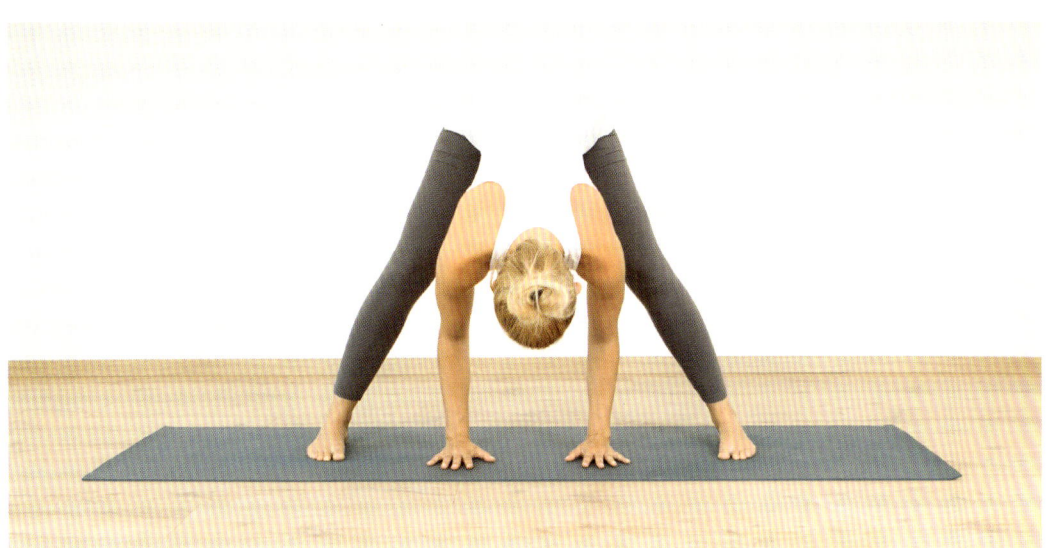

Prasarita Padottanasana:

Prasarita – gespreizt, *Pada* – Bein, *Uttana* – hinauf dehnend, *asana* – Haltung.
Das ist die Winkelhaltung im Stand.

Diese Variante einer Vorbeuge ähnelt in seinem Aufbau und seiner Wirkungsweise Uttanasana, jedoch erfolgt die Vorbeuge aus der stehenden Grätsche. Der Aufbau des Fußgewölbes ist hier noch entscheidender als in Uttanasana, da durch die Grätsche die Beinmuskulatur stärker involviert ist. Daraus ergibt sich eine Stärkung des Quadrizeps, jedoch wird besonders für Anfänger eine Beugung der Knie empfohlen. Die Haltung kann ebenso wie Uttanasana aktiv oder passiv geübt werden. Der deutliche Vorteil dieser Haltung gegenüber der vorhergehenden liegt darin, dass aufgrund der Grätsche die Wirbelsäule besser aufgerichtet werden kann. Darüber hinaus kann diese Haltung der Vorbereitung auf die Haltung des gedrehten Dreiecks dienen (siehe Pavritta Trikonasana unter Drehungen). Unsichere Menschen tun sich mit dem Loslassen in dieser Haltung sicher leichter.

Aufbau:

Mit der Ausatmung wird aus der Grätsche die Vorbeuge des Rumpfes vollzogen. In Fällen eines schwachen, unteren Rückens werden die Knie gebeugt.

In der Aktivität stehen die Hände unter den Schultern am Boden. Um eine aufgerichtete Wirbelsäule zu gewährleisten, empfehlen sich Hilfsmittel zum Abstützen der Hände (Klötze, Bänkchen, etc.). In der Passivität wird der Rumpf gerundet, die Arme hängen oder die Unterarme greifen ineinander. Die Atmung erfolgt analog zu Uttanasana.

Verlassen der Haltung:

Die Knie werden deutlich gebeugt, die Hände stützen seitlich in die Hüften. Mit einer Einatmung erfolgt die Aufrichtung. Danach werden die Füße wieder in den Stand geschlossen.

Wirkung auf seelischer Ebene:

Analog zu Uttanasana

! Kontraindikationen:

Nicht ausgeheilte Bandscheibenvorfälle und -vorwölbungen

Empfohlen bei folgenden Indikationen:

Physisch: Hypertonie und Asthma (vorwiegend aktiv üben und vorsichtig in die passive Variante übergehen)

Seelisch: Bei Unsicherheit und wenig Selbstbewusstsein eignet sich als Einstieg Prasarita Padottanasana, bevor Uttanasana mit in die Übungspraxis einbezogen werden kann.

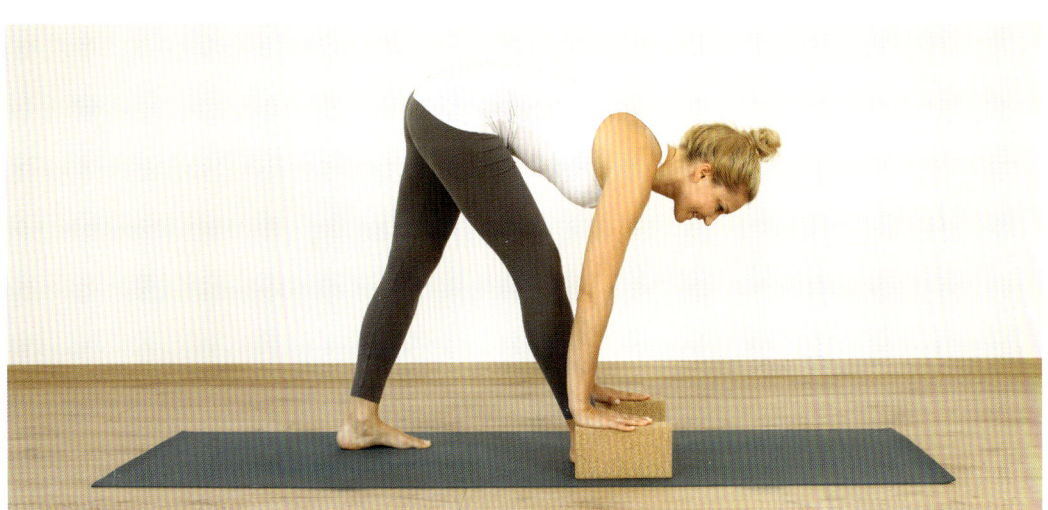

Parsvottanasana:

Pars – Seite, Flanke, *uttana* – gestreckt, *asana* – Haltung.

Das ist die stehende Vorbeuge über einem Bein.

Aus einer Schrittstellung wird aus dem Hüftgelenk der Oberkörper nach vorne gebeugt. Ähnlich Uttanasana und Prasarita Padottanasana besteht für diese Haltung ebenso die Möglichkeit der Aktivität und der Passivität.

Aufbau:

Aus dem Stand heraus, in welchem die Füße hüftgelenkbreit auseinander stehen, wird ein Fuß die Hüftgelenkbreite beibehaltend in einem größeren Schritt nach hinten in einer etwa 45 Grad-Stellung gesetzt. Dabei zeigt die Ferse des nach hinten gesetzten Fußes nach hinten und steht sicher am Boden. Der Fuß sollte nur leicht eingedreht sein, um zu gewährleisten, dass beide Beckenknochen nach vorne zeigen. Eine gerade Wirbelsäule wird in der späteren Vorbeuge ansonsten nicht möglich sein. Die Muskeln des hinteren Beines sind aktiviert, die Kniescheibe wird nach oben gezogen.

Das vordere Knie bleibt gebeugt, eine Streckung kann nur erfolgen, wenn das Brustbein in der Vorbeuge gleichzeitig angehoben werden kann. Mit der Ausatmung wird die Vorbeuge eingenommen, der Bauchansatz und der vordere Oberschenkel bleiben in Kontakt.

Die Hände sind links und rechts neben dem vorderen Fuß platziert oder werden auf dem vorderen Schienbein abgestützt. Aktivität wird durch das Anheben des Brustbeins, Passivität durch das Loslassen desselben und das Ablegen des Bauches auf dem vorderen Oberschenkel erzielt. Ebenso wie in Uttanasana erfolgt in dieser Haltung die Atmung.

Verlassen der Haltung:

Die Hände werden seitlich in die Hüften gestützt. Mit einer Einatmung erfolgt die Aufrichtung innerhalb der Schrittstellung. Anschließend werden die Füße nach vorne geschlossen.

Alternativen der Haltung:

- Ähnlich wie in Uttanasana und Prasaritta Padottanasana, kann die aktive Variante der Haltung ermöglicht werden, indem die Hände auf Klötzen liegen, die links und rechts neben dem vorderen Fuß stehen.
- Die Ferse des hinteren Fußes kann eine Stütze erfahren durch das Anstellen an eine Wand oder Fußleiste.

Wirkung auf körperlicher Ebene:

Intensive Dehnung der ischiokruralen Muskulatur, Dehnung der Zwischenrippenmuskulatur – der Flanken, Intensivierung der Flankenatmung, Kräftigung der Wadenmuskeln, des Beckenbodens, des großen Rückenstreckers

Wirkung auf seelischer Ebene:

Analog zu Uttanasana

! Kontraindikationen:

Nicht ausgeheilte Bandscheibenvorfälle und -vorwölbungen, Probleme mit der Achillesferse

Empfohlen bei folgenden Indikationen:

Physisch: Ausgeheilter Bandscheibenvorfall oder -vorwölbung, Asthma

Seelisch: Unsicheren Menschen vermittelt diese Haltung durch die Schrittstellung Halt und Kraft. Sie können hier das Loslassen üben bevor sie in den totalen Rückzug mittels Uttanasana gehen.

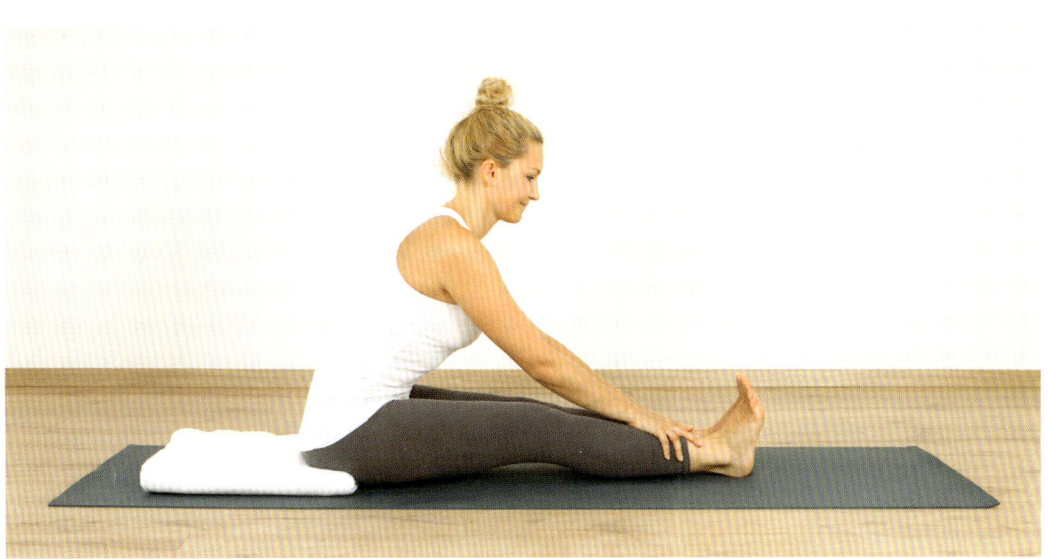

Pashcimottanasana:

Pascima – Westen (rückwärtige Körperseite vom Kopf bis zu den Fersen), *uttana* – Streckung, *asana* – Haltung.

Das ist die Kreuz-Dehnungs-Haltung.

Pashcimottanasana gehört zu den ältesten Haltungen des Hatha-Yoga und auch zu den anspruchsvollsten für die Rückenmuskulatur und die Beweglichkeit der Hüftgelenke. Sie stellt eine Vorbeuge im Sitzen dar. Das Gesicht weist nach Osten und der Rücken nach Westen, woraus sich der Name ableitet.

Aufbau:

Zunächst erfordert diese Haltung eine gute Beweglichkeit der Hüften und der Iliosakralgelenke, um den Anfängerfehler zu vermeiden, den oberen Rücken zu runden, um möglichst schnell mit der Nase Richtung Knie zu gelangen. Im Langsitz werden die Knie leicht gebeugt.

Die Hände liegen auf den Knien oder Schienbeinen und wandern analog zum schrittweisen Vorbeugen weiter nach vorne Richtung Sprunggelenke. Jeweils mit der Ausatmung wird in fünf bis acht Atemschritten der Oberkörper aus den Hüftgelenken langsam nach vorne gebeugt, dabei bleiben Oberschenkel und Unterbauch stets in Kontakt – geht dieser Kontakt verloren, befindet sich der Übende in seiner Endhaltung. Die Wirbelsäule bleibt gestreckt, das Brustbein ist angehoben, der Blick geht nach schräg vorne.

Mit der Einatmung wird jeweils inne gehalten. Die Haltung bleibt aktiv durch den Einsatz der Lendenmuskeln und dem steten Anheben des Brustbeins. Somit kann die Einatmung verstärkt wahrgenommen werden.

Ein Loslassen (Brustwirbelsäule rundet sich, der Kopf hängt) empfiehlt sich nur für Fortgeschrittene bzw. für Menschen, die das Loslassen auf seelischer Ebene erfahren möchten, woraus sich eine verstärkte Bauchatmung ergibt.

Verlassen der Haltung:
Die Knie werden deutlich gebeugt, woraus sich ein Anschmiegen der Oberschenkel an den Unterbauch ergibt. Mit einer Einatmung wird der Oberkörper aufgerichtet. Im Kutschersitz wird der Wirkung auf den Körper und Atem nachvollzogen. Dabei werden die Füße vor dem Becken aufgestellt und der Oberkörper sinkt auf die Oberschenkel, die Arme umfassen die Knie, der Kopf hängt.

Alternativen der Haltung:
- Für Anfänger eignet sich das Unterlegen einer gefalteten Decke oder eines kleinen Kissens unter den Sitzbeinhöckern.
- Eine gute Variante der Einnahme ist die deutliche Beugung der Knie, wodurch eine erfolgreichere Beugung in den Hüftgelenken durchgeführt werden kann – eine darüber hinaus gehende Unterstützung kann mit einem Gurt erfolgen, der gleichmäßig an den Fußballen anliegt und nicht zu straff gehalten werden sollte.
- Der Gurt kann ebenso zum Einsatz gelangen, wenn die Beine gestreckt sind, wobei ein sehr achtsames Vorbeugen jeweils mit der Ausatmung angezeigt ist.

*Pashcimottanasana auf dem Stuhl:
Die Fersen aufstellen und so weit nach vorne schieben bis die Beine nur noch leicht gebeugt sind. Jeweils mit der Ausatmung den Bauchnabel Richtung Oberschenkel sinken lassen, dabei bleibt das Brustbein stets angehoben.

Wirkung auf körperlicher Ebene:
Intensive Dehnung der ischiokruralen Muskulatur, Dehnung der Zwischenrippenmuskulatur – der Flanken, Kräftigung der gesamten Rücken-, der Beckenboden-, der Waden- und der Gesäßmuskeln

Wirkung auf seelischer Ebene:
Fähigkeit des Loslassens in der passiven Variante

! Kontraindikationen:

Nicht ausgeheilte Bandscheibenvorfälle und -vorwölbungen, Probleme mit der Achillesferse, Senioren, die im Sitz keinen Stabilität erreichen können bzw. aufgrund fortschreitender Arthritis in den Hüftgelenken bevorzugen die Alternative auf dem Stuhl

Empfohlen bei folgenden Indikationen:

Asthma, allerdings ohne das letztendliche Loslassen, in der sanftesten Variante für ausgeheilte Bandscheibenvorfälle und -vorwölbungen

2.1.2   Konzept Rückbeuge

Anatomisch: Die Rückbeugen beziehen sich körperlich auf die in der Wirbelsäule stattfindende Rückbeuge in der Brustwirbelsäule, die sich in einer Kyphose befindet und durch das Rückbeugen in die Gegenrichtung – die Lordose – bewegt wird.

Atembezogen: Rückbeugen betonen das Einatmen, indem sich der Brustkorb versucht so weit wie möglich in alle Richtungen zu stellen. Besonders die Rückbeugen im Stand bewirken eine hohe Atmung, die Brustkorb- und Schlüsselbeinatmung. Die Lungen werden gedehnt, so dass eine optimale Sauerstoffaufnahme gewährleistet wird. Rückbeugen werden mit der Einatmung eingenommen und mit der Ausatmung verlassen.

Seelisch: Die Einatmen-betonten Haltungen korrespondieren mit dem Sympathikus, der für Anregung und Energie steht, um zu erheitern und das Selbstbewusstsein zu fördern.

Allgemeine Eignung: Rückbeugen wirken belebend. Entsprechend können sie geübt werden, wenn Niedergeschlagenheit, Burnout, Trägheit und ähnliches vorliegen. Im Falle eines Rundrückens und damit einhergehender flacher Atmung sollten Rückbeugen ebenfalls in ein Übungsprogramm einbezogen werden.

Für die Yogatherapie relevante Asanas:

Dvi pada pitham – Die Schulterbrücke

Virabhadrasana I und II – Die Heldenhaltungen

Bhujangasana – Die Kobrahaltung

Shalabasana – Die Heuschreckenhaltung

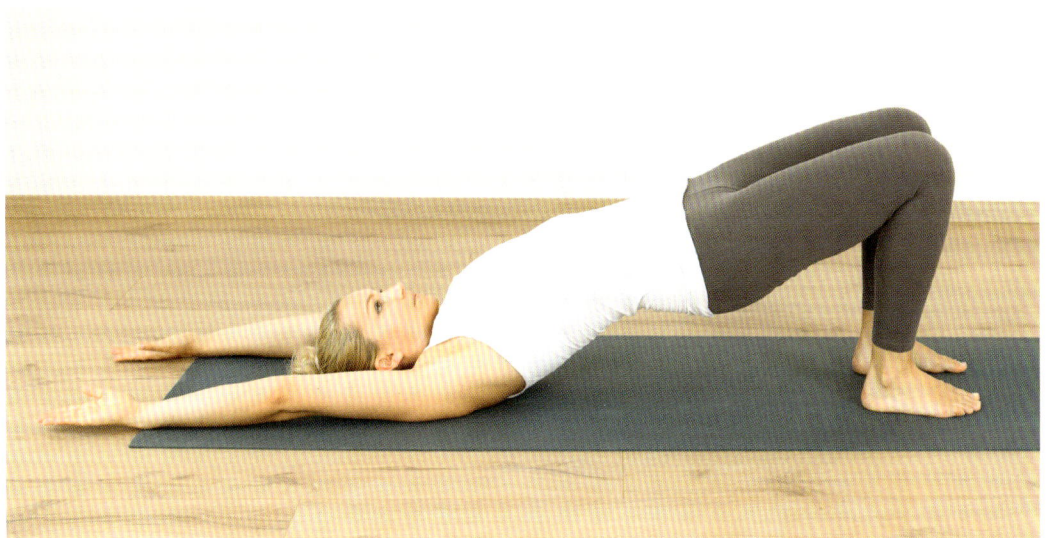

Dvipadapithamasana:

Dvi – zwei, *pada* – Bein, *pitham* – Hocker, Bank, *asana* – Haltung.

Das ist die Schulterbrücke.

Die Schulterbrücke wird aus der Rückenlage heraus eingenommen. Die Armhaltung variiert je nachdem was erreicht werden soll mit dieser Haltung. Sie findet sich in der Therapie häufig in einer dynamischen Variante wieder, um Verspannungen in der Wirbelsäule und des Atems entgegen zu wirken. Eine Vorbereitung auf diese Haltung könnte die Beckenschaukel sein (siehe 5.1 Beckenschaukel S. 74)

Aufbau:

In der Rückenlage werden die Füße nahe dem Gesäß aufgestellt, ohne Druck in den Kniescheiben zu erzeugen. Durch den Schub der Füße in den Boden bauen sich beide Fußgewölbe auf und der Beckenboden erfährt eine Kontrahierung.

Einatmend wird die Wirbelsäule vom Boden gelöst und zum Schluss das Brustbein angehoben, der Nacken ist lang, das Kinn wird sanft Richtung Brustbein gezogen. Eine durchgehende Kontrahierung des Beckenbodens ist nicht möglich, dennoch empfiehlt es sich, jeweils mit der Einatmung den Beckenboden zu kontrahieren und mit der Ausatmung langsam zu lösen.

Verlassen der Haltung:

Ausatmend wird die Wirbelsäule langsam zum Boden zurückgeführt. Mit aufgestellten oder ausgestreckten Beinen kann man die Wirkung auf den Körper verfolgen.

Dynamische Variante:

Einatmend in die Schulterbrücke gelangen und die Arme nach hinten oben ablegen. Mit einer Ausatmung wird die Wirbelsäule langsam und sukzessive zum Boden zurückgeführt. Nachdem die gesamte Brustwirbelsäule am Boden liegt, wird der Bauchnabel kraftvoll nach innen gezogen, um zuerst die Lendenwirbelsäule am Boden zu platzieren und schlussendlich den Beckenboden loszulassen. Um die Flanken zu dehnen werden die Arme einatmend oberhalb des Kopfes in die Länge gezogen, und ausatmend werden die Arme nacheinander neben den Körper zurückgeführt.

Alternativen der Haltung:

Da diese Haltung gerade für Anfänger geeignet ist, ergibt sich eine Variantenvielfalt der Armhaltungen.

- Die Arme können beispielsweise neben dem Körper abgelegt bleiben, wobei die Handflächen nach oben weisen, um die Schulterblätter näher zusammenziehen zu können, wodurch die Einatmung betont wird.
- Werden die Arme nach hinten oberhalb des Kopfes abgelegt, verstärkt sich die Schlüsselbein- und Flankenatmung.
- Ein Ablegen der Arme in Schulterhöhe wird insbesondere bei HWS-Problemen empfohlen.

Wirkung auf körperlicher Ebene:

Stärkung der Fuß- und Beckenbodenmuskeln, Oberschenkelmuskulatur, großer Gesäßmuskel, Muskeln der Schultern, Weite im Brustbereich

Wirkung auf seelischer Ebene:

Befreiter Atem hebt die Stimmung

! Kontraindikationen:

In einer dynamischen Variante kann die Schulterbrücke jederzeit geübt werden.

Empfohlen bei folgenden Indikationen:

Physisch: Beckenbodenschwäche, nach Bandscheibenvorfällen oder -vorwölbungen, Knieproblemen, HWS-, LWS-Patienten

Seelisch: Stimmungsaufhellend und Sicherheit vermittelnd durch die Verbindung der Füße zum Boden.

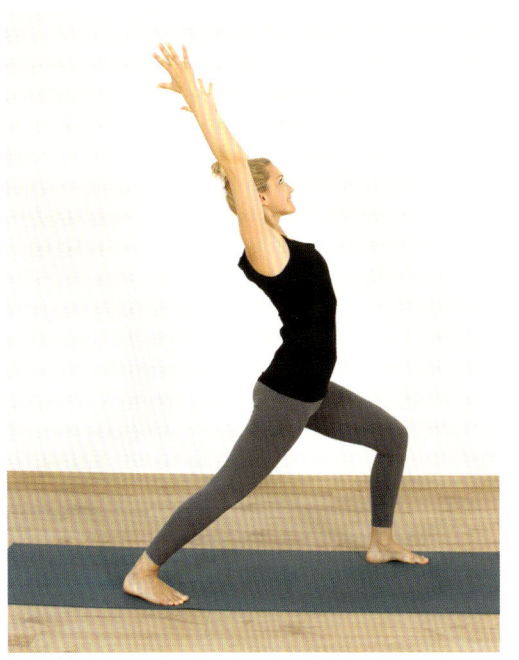 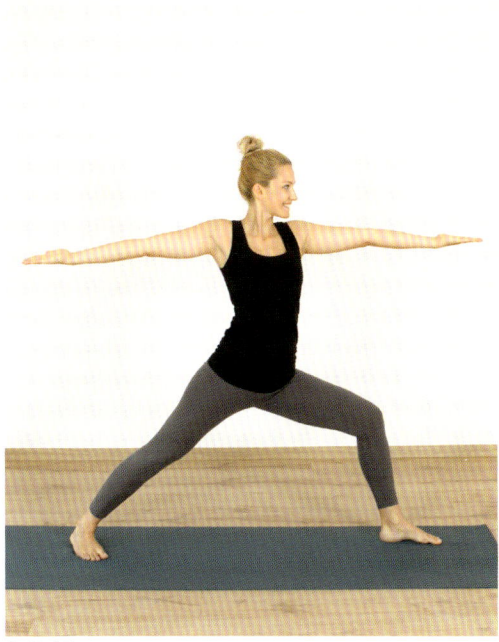

1. Held   2. Held

Virabhadrasana:

Virabhadra – Name eines mystischen Helden, *asana* – Haltung.

Dies ist die Heldenhaltung differenziert in den ersten und den zweiten Helden.

Heldenhaltungen kräftigen die Rumpf-, Beckenboden- und Beinmuskulatur, mobilisieren die Gelenke, und richten durch den geführten Atem auf. Die Brustkorb- und Schlüsselbeinatmung wird zur optimalen Sauerstoffaufnahme gefördert. Auf seelischer Ebene vermitteln Standhaltungen aufgrund des Kontaktes der Füße zum Boden Selbstvertrauen, Selbstsicherheit und „Freude". Die Heldenhaltungen verlässt der Übende mit der Ausatmung, indem ein Stand eingenommen wird, der auch der Nachspürphase dient.

Aufbau erste Heldenhaltung:

Die Schrittstellung erfolgt analog zu Parsvottanasana. Das vordere Knie ist gebeugt und befindet sich in einer Linie mit dem Fuß. Die Kniescheibe des hinteren Beines wird nach oben gezogen, um den Quadrizeps zu aktivieren.

Beide Füße stehen fest am Boden, so dass sich die jeweiligen Fußgewölbe aufbauen können, wodurch eine Kontrahierung des Beckenbodens erst möglich wird. Die Arme werden mit der Einatmung über die Seite nach oben genommen, die Handflächen zeigen zueinander oder werden aufeinander gelegt.

Die Schultern ziehen nach unten weg von den Ohren. Das Brustbein wird angehoben, gleichzeitig wird der Beckenboden kontrahiert, um eine Hyperlordose der Lendenwirbelsäule zu verhindern.

Verlassen der Haltung:

Mit einer Ausatmung werden die Arme über die Seite zurück neben den Rumpf genommen, gleichzeitig wird das vordere Bein gestreckt und die Füße werden nach vorne geschlossen.

Alternativen der Haltung:

- Je nach Muskelkraft kann eine kleinere oder größere Schrittstellung erfolgen. Die Armhaltung kann variieren, zum Beispiel können die Arme nur auf Schulterhöhe angehoben werden oder die Hände nehmen vor dem Brustbein die Namasté-Haltung ein.
- Bei entzündlichen Schultern werden die Hände seitlich an die Hüften angestellt und das Brustbein angehoben.

Wirkung auf körperlicher Ebene:

Stärkung der Fuß- und Beckenbodenmuskeln, Rückenstrecker, Oberschenkelmuskulatur, Wadenmuskeln, Lendenmuskel, Schultermuskel, gerade Bauchmuskeln, fördert die Balance vor allem bei Senioren

Wirkung auf seelischer Ebene:

Befreiter Atem hebt die Stimmung, Selbstvertrauen

❗ Kontraindikationen:

Ein schwacher unterer Rücken bedingt eine sanfte Schrittstellung. Achillessehne, Entzündungen im Schulter-Nacken-Bereich

Empfohlen bei folgenden Indikationen:

Physisch: Schwacher Beckenboden, Hypotonie, Probleme der Iliosakralgelenke durch zu viele sitzende Tätigkeiten

Seelisch: Depressionen

Aufbau zweite Heldenhaltung:

In einer Grätsche zeigen zunächst beide Füße nach vorne. Anschließend wird zum Beispiel der linke Fuß auf der Ferse nach vorne gedreht, so dass die Fußinnenkante parallel zur Matten-außenkante steht. Der hintere Fuß wird nur leicht eingedreht. Die Ferse des vorderen, linken Fußes steht in einer Linie mit dem Fußgewölbe des hinteren, rechten Fußes. Ebenso wie in der ersten Heldenhaltung ist die Spannung in den Fußgewölben Bedingung, den Beckenboden zu kontrahieren. Das hintere, rechte Bein erfährt eine maximale Streckung durch das nach oben Ziehen des rechten Knies.

Das Becken bleibt in der Mitte während das vordere linke Knie gebeugt wird, maximal in Verlängerung des unteren Fußes. Mit der Einatmung werden die Arme in Schulterhöhe an-gehoben, die Handflächen sind nach oben gedreht. Der Kopf dreht und der Blick geht in die vordere, linke Handfläche.

Verlassen der Haltung:

Mit einer Ausatmung werden die Arme neben den Körper zurückgeführt, das vordere Bein wird gestreckt und aus der Grätsche werden die Füße in der Mitte geschlossen.

Alternativen der Haltung:

Die Schrittgröße und Armhaltung kann analog zur ersten Heldenhaltung erfolgen.

Wirkung auf körperlicher Ebene:

Stärkung der Fuß- und Beckenbodenmuskeln, Oberschenkelmuskulatur, großer Gesäßmuskel, Wadenmuskeln, Treppenmuskeln

Wirkung auf seelischer Ebene:

siehe erster Held

! Kontraindikationen:

siehe erster Held

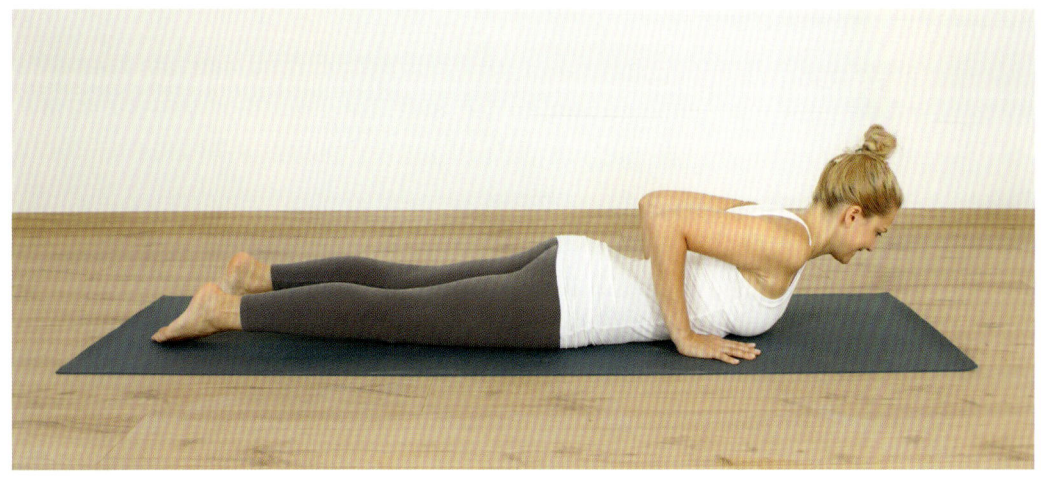

Bhujangasana:

Bhujanga – die Schlange, *asana* – die Haltung.

Das ist die Kobrahaltung.

Aufbau:

In der Bauchlage wird das Schambein an den Boden geschmiegt. Die Hände stehen in Brust-höhe und tragen kein Gewicht. Die Ellbogen werden dicht an den Oberkörper gezogen. Die Schulterblätter ziehen Richtung Füße. Die tragende Kraft stellt die Brustwirbelsäule dar.

Mit der Einatmung wird aus der Bauchlage mit kontrahiertem Beckenboden die Brustwirbel-säule angehoben, der Blick weist nach schräg vorne. Die Atmung kann nun im Brustbereich wahrgenommen werden.

Verlassen der Haltung:

Mit einer Ausatmung wird in die Bauchlage zurückgekehrt. Die Arme werden locker neben dem Körper abgelegt und der Kopf dreht auf die Seite.

Dynamische Variante der Kobrahaltung:

Die Haltung wird entsprechend der obigen Beschreibung eingenommen. Einatmend wird die Brustwirbelsäule angehoben und der Kopf folgt in Verlängerung der Wirbelsäule, ausatmend in die Ausgangshaltung zurückgehen.

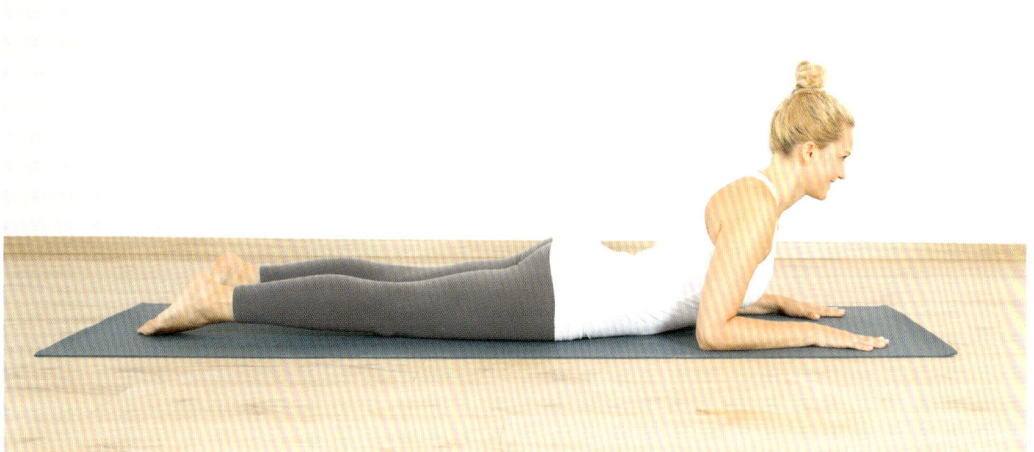

Aufbau:

Auch unter dem Namen Sphinx bekannt, kann die auf Unterarmen gestützte Kobrahaltung geübt werden, indem sich die Ellbogen direkt in einer Linie mit den Schultern befinden. Die Handflächen schieben sanft in den Boden. Dadurch erfolgt eine bessere Aufrichtung und der Atem kann frei fließen.

Das Verlassen der Haltung erfolgt analog zur Kobrahaltung.

Alternativen der Haltung:

- Da die Kobrahaltung einfach in der Ausführung ist, sollte sie nur in Fällen eines schwachen unteren Rückens in dynamischer Form praktiziert werden.
- Die Sphinx eignet sich besonders für ein freies Atmen und sollte in Fällen eines schwachen unteren Rückens gar nicht geübt werden, weil sich die Lendenwirbelsäule in einer verstärkten Lordose befindet, der nur durch einen aktiven Beckenboden entgegen gewirkt werden kann.

Wirkung auf körperlicher Ebene Kobrahaltung:

Stärkung Beckenbodenmuskeln, Gesäßmuskeln, Oberschenkelmuskeln, um die Beine an ihrem Platz zu halten

Wirkung auf seelischer Ebene:

Weite im Herzraum

! Kontraindikationen:

Dynamisches Üben infolge eines schwachen, unteren Rückens und der Halswirbelsäule bzw. Weglassen der Sphinx

Empfohlen bei folgenden Indikationen:

Physisch: nach Bandscheibenvorfällen oder -vorwölbungen (Kobrahaltung), Befreiter Atem (Sphinx)

Seelisch: Weite im Herzraum und in der Atmung

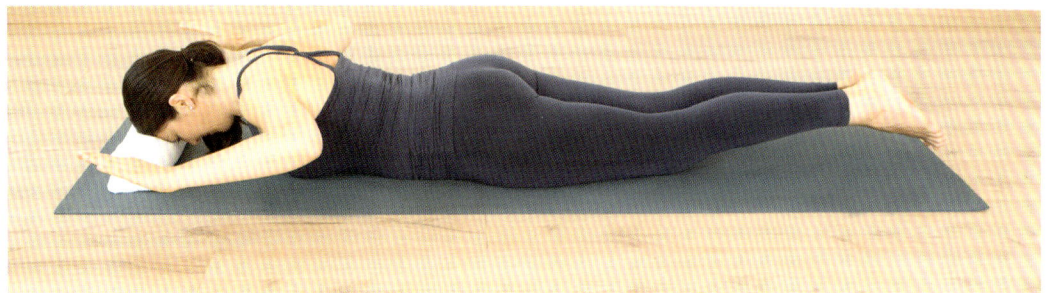

Shalabasana:

Shalaba – Heuschrecke, *asana* – Haltung.

Dies ist die Haltung der Heuschrecke.

Die Heuschreckenhaltung erfolgt ebenso wie die Kobrahaltung aus der Bauchlage. Sie eignet sich aufgrund der Variantenvielfalt von Armen, Beinen und des Kopfes zum dynamischen Üben für Menschen mit Rückenproblemen, um sowohl den oberen als auch den unteren Rücken zu stärken.

Aufbau:

In einer statischen Variante werden mit der Einatmung gleichzeitig die Extremitäten angehoben, der Beckenboden wird kontrahiert und die Schultern werden nach unten gezogen. Die Arme können nach hinten, seitlich oder leicht gebeugt nach vorne gestreckt werden. Durch die Atmung entsteht im Asana häufig ein sanftes Schaukeln.

Verlassen der Haltung:

Ausatmend wird die Haltung verlassen, indem der gesamte Körper zum Boden zurück abgelegt wird. Die Kontemplation erfolgt, indem die Hände übereinander gelegt werden, die Stirn liegt auf den Handrücken und die Füße fallen locker auseinander.

Dynamische Variante der Heuschreckenhaltung:

- In der Bauchlage wird der Beckenboden kontrahiert. Die Beine sind leicht gegrätscht. Die Arme liegen oberhalb des Kopfes etwas gebeugt in einer V-Form. Jeweils mit der Einatmung werden die Extremitäten im Uhrzeigersinn angehoben und mit der Ausatmung abgelegt.
- Ebenfalls dynamisch kann Shalabasana im Wechsel mit Bhujangasana geübt werden. Dabei wird die Kobrahaltung entsprechend zu obiger Ausführung eingenommen. Mit der Einat-

mung werden die Brustwirbelsäule und der Kopf angehoben und ausatmend werden Kopf und oberer Rücken gleichzeitig zum Boden zurückgeführt und die Beine angehoben.

Alternativen der Haltung in sanfter Variante:

- In Fällen eines schwachen unteren Rückens bleibt es bei der dynamischen Übungspraxis.
- Sollte statisch gehalten werden empfiehlt sich für Anfänger und solche mit schwacher Schulter- und Nackenmuskulatur das Halten der Arme nahe am Körper. Der Kopf wird durch eine kleine Unterlage unterhalb der Stirn unterstützt (vgl. obiges Bild).

Wirkung auf körperlicher Ebene:

Stärkung Rückenstrecker, Gesäßmuskulatur, hintere Oberschenkel, Wadenmuskeln; Werden die Arme nach vorne gestreckt, werden auch die Schultermuskeln gestärkt

Wirkung auf seelischer Ebene:

Weite im Herzraum

! Kontraindikationen:

Halswirbelsäule; Liegt Schwindel oder niedriger Blutdruck vor, sollte die Haltung überwiegend in statischer Form und nur kurz praktiziert werden

Empfohlen bei folgenden Indikationen:

Physisch: nach ausgeheilten Bandscheibenvorfällen oder -vorwölbungen, zur Stärkung der gesamten Rückenmuskulatur

Seelisch: Stärkung des Herzens

*Rückbeugen auf dem Stuhl:

Der Übende sitzt auf einer Sitzkante, die Hände stützen seitlich an der Sitzfläche. Mit der Einatmung wird das Brustbein gehoben, der Bauchnabel leicht nach innen gezogen und der Blick folgt nach schräg oben. Mit der Ausatmung wird der obere Rücken gerundet, der Blick folgt, das Kinn zieht leicht Richtung Brustbein. Diese Abfolge zunächst einige Mal dynamisch üben, danach wird die Rückbeuge bis zu fünf Atemzüge gehalten.

2.1.3 Konzept Drehung

Anatomisch: Die Drehungen beziehen sich körperlich auf die Brustwirbelsäule, indem die Zwischenrippenmuskulatur auf einer Seite gedehnt und auf der anderen Seite zusammengezogen wird.

Atembezogen: Drehungen werden mit dem Ausatmen eingenommen, so dass die Rippen sich zusammenziehen, wodurch die Einnahme der Haltungen besser vollzogen werden kann. Sie dienen dem Erleben des Einatmens in der gedehnten Flanke. Sie werden mit Hilfe der Einatmung wieder verlassen.

Seelisch: Die Dinge von einer anderen Seite zu betrachten, einen anderen Blickwinkel einnehmen, Beruhigung des Zentralnervensystems, Nabelchakra aktivierend

Allgemeine Eignung: Drehungen werden vorwiegend geübt, wenn ein Rundrücken besteht, um die Aufrichtung in der BWS zu verbessern. Darüber hinaus kann eine verbesserte (Flanken-)atmung erzielt werden.

Für die Yogatherapie relevante Asanas:
Makarasana – Krokodilsdrehung
(Ardha) Matsyendrasana – Halber und ganzer Drehsitz
Pavritta Trikonasana – Das gedrehte Dreieck

Makarasana:

Das ist die Haltung des Krokodils (Makara).

Aufbau:

In der Rückenlage werden die Arme schulterhoch abgelegt, die Handflächen weisen nach oben. Der Schultergürtel sollte gleichmäßig am Boden liegen besonders in der Statik der Drehung. Löst sich in der Drehung eine Schulter signifikant vom Boden, wird der entsprechende Arm näher Richtung 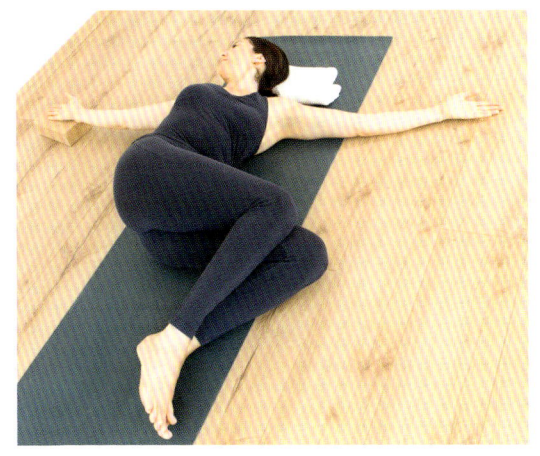 Gesäß gezogen oder auf einer Unterlage platziert. Die Beine werden vor dem Becken aufgestellt und mit der Ausatmung nach links abgelegt, der Kopf dreht dabei in die gegenläufige Richtung. Einatmend hier verweilen.

Ausatmend mit etwas Druck der Füße in den Boden die Beine komplett auf die andere Seite ablegen, wobei der Kopf jeweils in die gegenläufige Richtung mit dreht. Diese Variante empfiehlt sich für ein sanftes Üben. Intensiver wird die Drehung durch das Übereinanderschlagen der Beine, die dann statisch nach links oder rechts genommen werden, der Kopf dreht dabei in die jeweilige Gegenrichtung.

Verlassen der Haltung in der statischen Variante:

Einatmend werden anschließend die Beine zur Mitte zurückgeführt. Die Kontemplation erfolgt, indem die Füße vor dem Becken aufgestellt oder am Boden lang ausgestreckt werden.

Alternativen der Haltung:

In der Seitenlage werden Arme und Beine aufeinander gelegt und jeweils mit der Einatmung wird der oben liegende über den unten liegenden Arm sukzessive nach hinten abgelegt, mit der Ausatmung kehrt der Übende zurück in die Ausgangslage.

Dieses schrittweise Aufdrehen in der Brustwirbelsäule bewirkt eine intensivere Mobilisierung derselben und in der Statik der Haltung wird die Atmung in der gedehnten Flanke weitaus besser wahrgenommen als in der sanfteren Variante (vgl. auch 2.4.2 Zielgruppe Yoga für Senioren „Krokodilsdrehung", Seite 102).

Wirkung auf körperlicher Ebene:

Mobilisierung der Brustwirbelsäule, Anregung der Flankenatmung

Wirkung auf seelischer Ebene:

Beruhigung des Zentralnervensystems

❗ Kontraindikationen:

Entzündungen im Bauchraum oder kurz nach Operationen in diesem Bereich

---

Empfohlen bei folgenden Indikationen:

Physisch: Rundrücken, flache Atmung

Seelisch: Anderen Blickwinkel einnehmend, Beruhigung des Zentralnervensystems

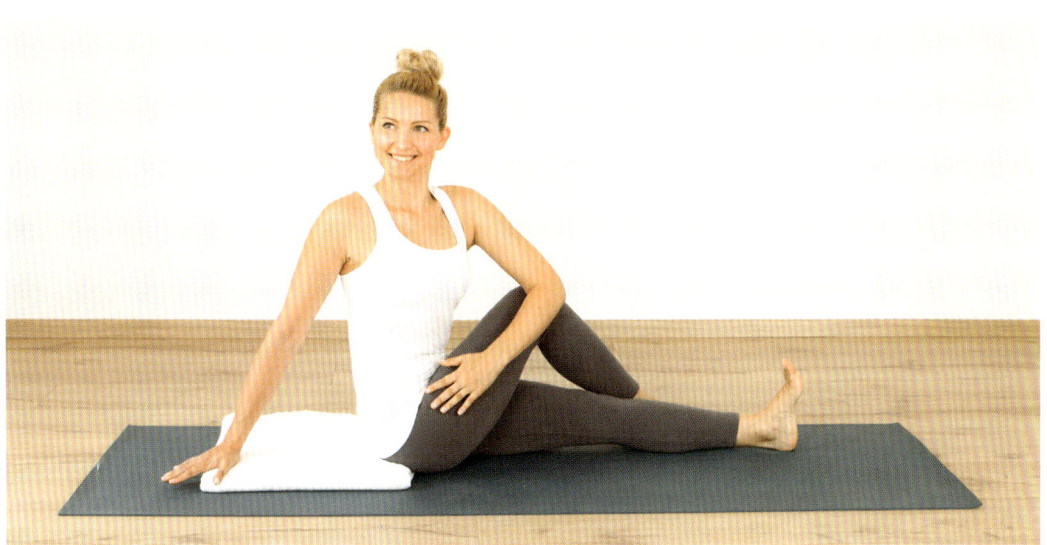

(Ardha) Matsyendrasana:

Das ist der halbe (ardha) oder ganze Drehsitz. Matsyendra ist der Name eines Yogameisters.

Aufbau des halben Drehsitzes:

Eine kleine Sitzunterlage unter den Sitzbeinhöckern stellt sicher, dass das Becken nicht kippt und die Wirbelsäule aufgerichtet ist. Aus dem Langsitz wird ein Fuß vor dem Becken aufgestellt und anschließend über das lang ausgestreckte Bein gesetzt.

Das aufgestellte Bein wird mit dem gegenüberliegenden Arm oder der Hand gefasst. Einatmend wird die Wirbelsäule aufgerichtet. Mit der Ausatmung erfolgt die Drehung des Unterbauches in Richtung des aufgestellten Oberschenkels. Die freie Hand steht hinter dem Becken. Der Kopf dreht sanft mit. Wenn sich eine Gesäßhälfte vom Boden löst, kann die jeweils andere Gesäßhälfte durch eine leichte Sitzerhöhung unterpolstert werden, um einem Beckenschiefstand entgegen zu wirken.

Verlassen der Haltung:

Mit einer Ausatmung wird in die Mitte zurückgedreht. Das übergestellte Bein wird vor das Becken zurückgestellt. Im Kutschersitz (vgl. Seite 28) kann ein Nachwirken der Haltung erfahren werden.

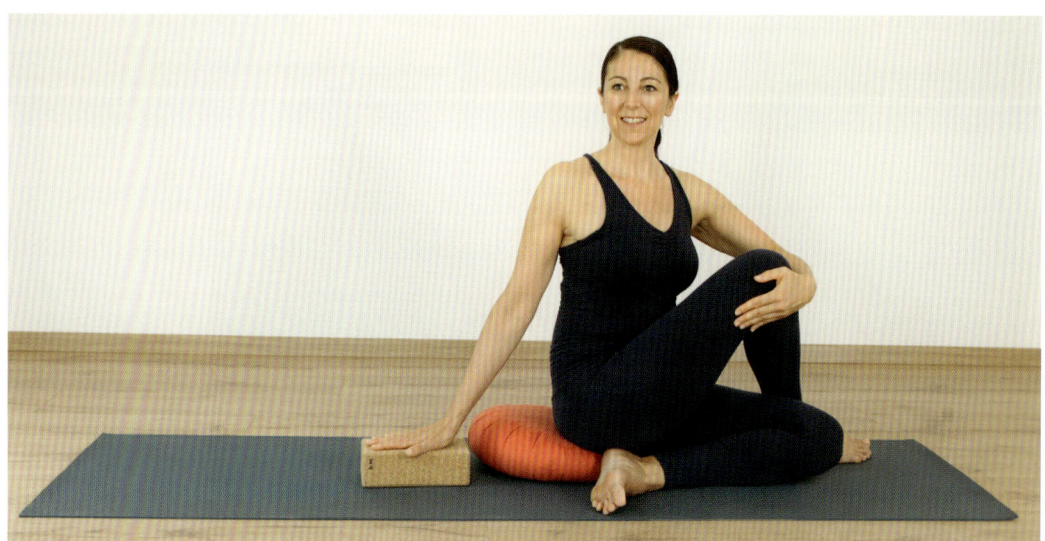

Aufbau des ganzen Drehsitzes:

Auf zwei gleich hohen Klötzen oder einem dicken Kissen wird das Gesäß gleichermaßen platziert. Zunächst wird beispielsweise das linke Bein ausgestreckt und der rechte Fuß über das linke Bein gesetzt – analog zur Ausgangssituation des halben Drehsitzes. Anschließend wird das linke Knie gebeugt und die linke Ferse strebt in Richtung des rechten Sitzbeinhöckers. Idealerweise befindet sich das linke obere und das rechte untere Knie übereinander in einer Linie. Die rechte Hand greift das linke Knie.

Mit einer Einatmung erfolgt eine Aufrichtung in der Wirbelsäule, mit der Ausatmung wird die Drehung vollzogen. Die linke Hand wird auf einem weiteren, hinter dem Becken befindlichen Klotz abgelegt.

Verlassen der Haltung:

Das Auflösen der Beine sollte langsam erfolgen, indem das untere Bein ausgestreckt wird. Entsprechend des halben Drehsitzes wird die Haltung abgeschlossen. Diese Variantenart wird bevorzugt von Männern geübt.

*Ardha Matsyendrasana auf dem Stuhl:

Auf der Stuhlkante sitzend wird der Bauchnabel leicht eingezogen. Mit der EA erfolgt eine Aufrichtung der Wirbelsäule mit der AA fasst zum Beispiel die rechte Hand den linken Oberschenkel und der linke Arm wird in einer dynamischen Variante nach hinten über die Stuhllehne genommen. Anschließend kann die Drehung bis zu fünf Atemzüge gehalten werden.

Wirkung auf körperlicher Ebene:

Mobilisierung der Brustwirbelsäule, Aktivierung der ischiokruralen Muskulatur des gestreckten Beines im halben Drehsitz, Weite in der Flanke und entsprechende Weite der Atmung, im ganzen Drehsitz Dehnung des Iliosakralgelenks

Wirkung auf seelischer Ebene:

Einen anderen Blickwinkel einnehmen

! Kontraindikationen:

Entzündungen im Bauchraum oder kurz nach Operationen in diesem Bereich, Bandscheibenvorfall

Empfohlen bei folgenden Indikationen:

Physisch: Aufrichtung, Rundrücken, flache Atmung

Seelisch: Stressinduzierte Erkrankungen

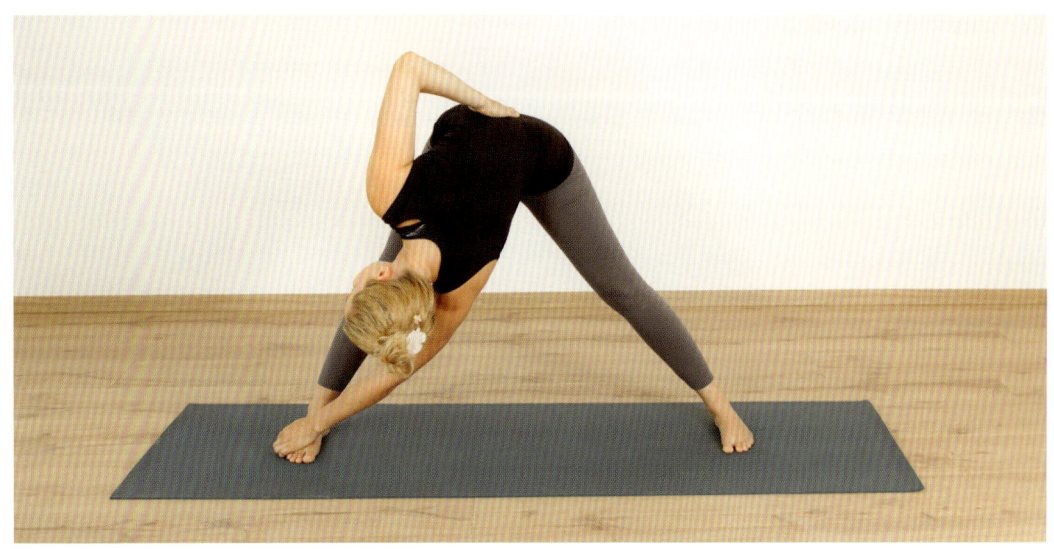

Pavritta Trikonasana:

Das ist die Haltung des gedrehten (Pavritta) Dreiecks (Trikon).

Dieses Asana wird in einer für die Yogatherapie abgewandelten Version geübt.

Die Ausgangshaltung ist Prasarita Padottanasana (vgl. Vorbeugen S. 23). Um die Elastizität der Wirbelsäule zu erhöhen, empfiehlt sich in dieser Ausgangshaltung zunächst ein dynamischer Wechsel aus Anheben des Brustbeines mit der Einatmung und ein Loslassen des Oberkörpers mit der Ausatmung etwa sechs bis acht Mal. Die Verwendung von Klötzen unter den Händen erleichtert die Aufrichtung. Daran anschließend werden beide Varianten (aktiv und passiv) für jeweils fünf Atemzüge eingenommen.

Aufbau der Haltung ausgehend von Prasarita Padottanasana:
Die Knie bleiben gleichmäßig gebeugt. Wird ein Bein gestreckt erfolgt unbedingt die Streckung des anderen Beines, weil sonst ein Beckenschiefstand die Folge wäre.

Aus der Aktivität von Prasarita Padottanasana (Anheben des Brustbeines) fasst zum Beispiel die linke Hand das rechte Bein am Sprunggelenk, Knie oder Oberschenkel. Durch ein sanftes Ziehen der linken Hand an diesem Bein, wird der Rumpf in Richtung des rechten Beines gezogen. Mit der Einatmung erfolgt eine nochmalige Streckung der Wirbelsäule durch das Anheben des Brustbeines und das leichte Ziehen des Bauchnabels nach innen. Ausatmend wird die Drehung vollzogen, wobei die rechte Handfläche auf dem unteren Rücken platziert wird, damit die Öffnung seitens der Schulter erfolgen kann.

Verlassen der Haltung:

Ausatmend wird der Rumpf mittels des Lösens der linken Hand vom rechten Bein zurück in die Mitte geführt. Bevor die Seite gewechselt wird, hängen Rumpf und Arme in der Passivität, um loszulassen. Eine Nachspürphase erfolgt im Stand.

Wirkung auf körperlicher Ebene:

Mobilisierung der Brustwirbelsäule, Weite in der Flanke und entsprechende Weite der Atmung, Stärkung der Fußmuskulatur, Förderung der Balance vor allem bei Senioren (ein Stehen an der Wand kann Sicherheit vermitteln)

Wirkung auf seelischer Ebene:

Einen anderen Blickwinkel einnehmen

! Kontraindikationen:

Entzündungen im Bauchraum oder kurz nach Operationen in diesem Bereich, Bandscheibenvorfall, Senioren nehmen die Drehung vorsichtig ein

Empfohlen bei folgenden Indikationen:

Physisch: Rundrücken, flache Atmung, Balance

Seelisch: Selbstbewusstseinsstärkend, fördert die innere Balance

2.1.4   Konzept Seitneigung / Flankendehnung

Anatomisch: Die Seitneigungen oder Flankendehnungen beziehen sich auf die seitliche Rippenmuskulatur und auf deren Dehnung.

Atembezogen: Durch die Dehnung einer Flanke kann ein vertieftes Einatmen möglich werden. Mit einer Ausatmung werden die Haltungen eingenommen und mit einer Einatmung verlassen. Die Kontemplation erfolgt jeweils im Stand.

Seelisch: Seitneigungen bringen den Übenden aus seiner Mitte, um eine neue Sichtweise zu ermöglichen.

Allgemeine Eignung: Seitneigungen eignen sich vor allem für Menschen mit einem flachen Atem. Darüber hinaus kann durch die Aktivierung des Herzchakras eine positive Stimmung erzeugt werden.

Für die Yogatherapie relevante Asanas:

Ardha Candrasana – stehende Seitendehnung
Trikonasana – die Dreieckshaltung
Parshvakonasana – Seitliche Winkelhaltung

Ardha Candrasana:

Das ist die Halbmondhaltung
(Mond = Candra).

Aufbau:

Zunächst wird die Berghaltung eingerichtet. Das heißt, dass die Füße ein Fußbreit auseinanderstehen. Die Kniescheiben werden durch den Schub der Füße in den Boden aktiviert, so dass die Oberschenkelmuskulatur leicht anspannt. Darüber hinaus erfährt der Beckenboden eine Aktivierung, woraus die Aufrichtung der Wirbelsäule erfolgt. Mit der Einatmung werden die Arme über die Seiten nach oben geführt, die Schultern werden gleichzeitig nach unten gezogen.

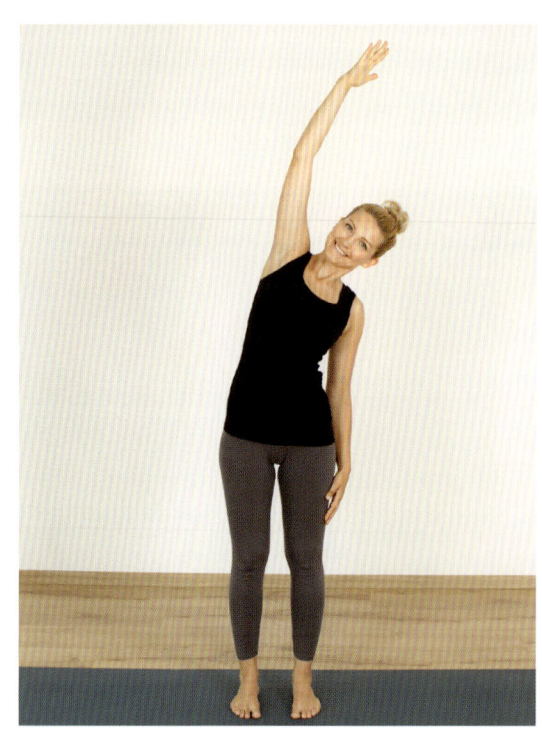

Mit der Ausatmung wird der rechte Arm zurück neben den Oberkörper geführt und gleichzeitig der linke Arm in die Seitneigung nach rechts über den Kopf gedehnt. Es wird darauf geachtet, dass die linke Schulter und der linke Beckenknochen nicht nach vorne rotieren, um in der Achse zu bleiben. Die Atmung kann nun in der gedehnten Flanke wahrgenommen werden. Die Haltung wird verlassen, indem mit einer Einatmung der rechte Arm nach oben zum linken geführt wird. Ausatmend werden beide Arme neben den Rumpf zurück genommen.

*Alternative der Haltung:

Um ein Ausweichen des Beckens zu verhindern, kann die Seitneigung aus dem Sitz heraus erfolgen, in der das Becken zum Beispiel auf einem Bänkchen oder auf der Sitzkante eines Stuhles fixiert ist.

Wirkung auf körperlicher Ebene:

Dehnung der Flanken und Vertiefung der Atmung, insbesondere der Einatmung

Wirkung auf seelischer Ebene:

Durch den festen Stand wird eine gute Erdung erzielt, wodurch sich die Laune heben kann

! Kontraindikationen:

Degeneration der Schultern: in diesem Fall können die Hände seitlich in den Hüften stützen und die Seitneigung erfolgt nur durch den Oberkörper

Empfohlen bei folgenden Indikationen:

Physisch: Aufrichtung, Rundrücken, flache Atmung

Seelisch: Stressinduzierte Erkrankungen

Trikonasana:

Das ist die Dreieckshaltung
(Dreieck = Trikon).

Aufbau:

Im Stand wird eine Grätsche vollzogen. Der
linke Fuß dreht auf der Ferse nach vorne
aus, der rechte Fuß wird leicht eingedreht.
Die Fußstellung erfolgt analog zum zweiten Helden. Mit der Einatmung werden
die Arme in Schulterhöhe angehoben, die
Schultern ziehen nicht zu den Ohren. Mit
der nächsten Einatmung wird der linke Arm
weit nach vorne über den linken Fuß gezo-

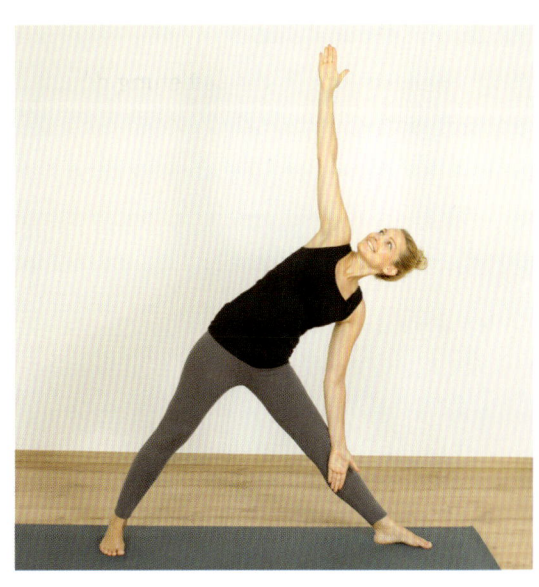

gen, um die rechte Flanke zu dehnen. Anschließend wird mit der Ausatmung die linke Hälfte
des Oberkörpers seitlich geneigt, um eine Dehnung der rechten Flanke zu vollziehen und um
letztendlich in die Haltung zu gelangen.

Der linke Handrücken ruht an der Innenseite des linken Beines. Der rechte Arm wird in Verlängerung des linken Armes nach oben Richtung Decke genommen, die Handfläche weist dabei
nach vorne. Die rechte Ferse verwurzelt sich mit dem Boden, der rechte Beckenknochen und
die rechte Schulter zieht nach hinten, um eine Vorbeuge des Oberkörpers zu vermeiden, wodurch eine Flankendehnung und -atmung nicht zustande käme.

Verlassen der Haltung:

Die nach oben weisende Hand wird einatmend Richtung Decke gezogen, der Rumpf gelangt
zur Mitte zurück und die Füße werden in der Mitte wieder geschlossen.

Alternative der Haltung:

- Die Schrittstellung wird in einer kleineren Variante ausgeführt.
- Die linke Hand stützt zum Beispiel am linken Schienbein, während die rechte Handfläche
  auf dem unteren Rücken aufliegt, um die rechte Schulter nach hinten ziehen zu können.
- Die rechte Hand stützt in der Taille.

Wirkung auf körperlicher Ebene:

Dehnung der Flanken und Vertiefung der Flankenatmung, Stärkung der seitlichen Bauchmuskulatur, der Oberschenkel- und Fußmuskulatur, Förderung der Balance

Wirkung auf seelischer Ebene:

Durch den festen Stand wird eine gute Erdung erzielt, wodurch sich die Laune heben kann. Das Asana ist raumgreifend, insbesondere bei einer größeren Schrittstellung, wodurch das Selbstbewusstsein gefördert wird.

! Kontraindikationen:

Degeneration der Schultern, Probleme mit der Achillesferse, Bandscheibenvorfälle oder -vorwölbungen, die Dreieckshaltung kann für Senioren mit einem Stuhlsitz als Stütze der unteren Hand abgewandelt werden.

Empfohlen bei folgenden Indikationen:

Physisch: Aufrichtung, Rundrücken, flache Atmung, Fehlfußstellung zum Erlernen des faszialen Zusammenhangs zwischen Fuß, Knie und Hüftgelenk

Seelisch: Stressinduzierte Erkrankungen

Parshvakonasana:

Das ist die seitliche (parsva) Winkelhaltung (kona = Winkel).

Aufbau:

Die Schrittstellung erfolgt analog zu Triko-nasana. Jedoch wird ein Bein gebeugt, so dass sich dessen Knie in Verlängerung des Fußes befindet. Das andere Bein bleibt in der Streckung. Auch in dieser Haltung wird der Oberkörper seitlich über das gebeugte Bein geneigt, zum Beispiel über das rechte. Die rechte Elle schiebt gegen den Oberschenkel, um das Knie in seiner Position zu stabilisieren.

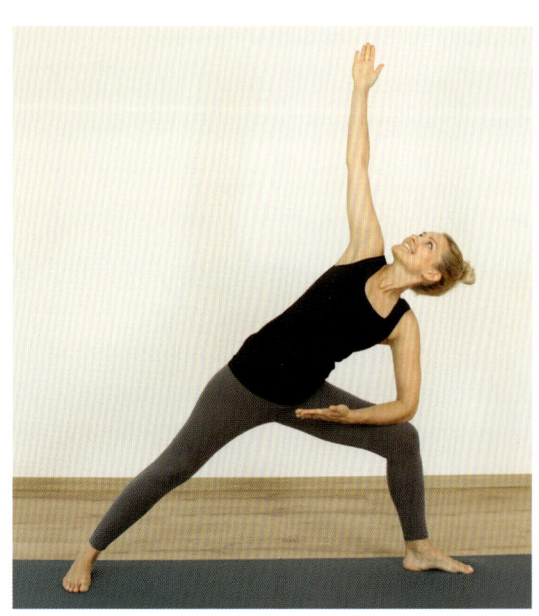

Anschließend wird mit einer Einatmung der linke Arm Richtung Decke gestreckt, die Handfläche weist nach vorne. Um den Oberkörper in Ausrichtung zu halten, wird die linke Ferse in den Boden geschoben und der linke Beckenknochen und die linke Schulter nach hinten gezogen.

Verlassen der Haltung:

Der nach oben weisende Arm wird ausatmend in einer kreisförmigen Bewegung zurückge-nommen, wobei gleichzeitig das vordere Bein gestreckt wird. In der Grätsche werden die Füße mittig wieder geschlossen. Die Alternative der Haltung erfolgt analog zu Trikonasana.

Wirkung auf körperlicher Ebene:

Dehnung der Flanken und Vertiefung der Flankenatmung, Stärkung der seitlichen Bauchmus-kulatur, der Oberschenkel- und Fußmuskulatur

Wirkung auf seelischer Ebene:

Durch den festen Stand wird eine gute Erdung erzielt, wodurch sich die Laune heben kann.

! Kontraindikationen:

Degeneration der Schultern, Probleme mit der Achillesferse, Bandscheibenvorfälle oder -vor-wölbungen.

Empfohlen bei folgenden Indikationen:

Physisch: Aufrichtung, Rundrücken, flache Atmung

Seelisch: Stressinduzierte Erkrankungen

2.1.5   Konzept Umkehrhaltung

Anatomisch: In einer Umkehrhaltung befindet sich das Becken höher als das Herz, wodurch der Rückfluss des Blutes zum Herzen erleichtert wird – insbesondere im Liegen.

Atembezogen: Betont die Bauchatmung und korrespondiert mit dem Parasympathikus.

Seelisch: Das Nervensystem wird beruhigt, weil der Blick von der „Welt" abgewandt ist und nach Innen zur eigenen Person erfolgt.

Allgemeine Eignung: Innere Unruhe, Unkonzentriertheit, Erschöpfung und ähnliches können in der Umkehrhaltung abgeschwächt oder aufgehoben werden.

Für die Yogatherapie relevante Asanas:

Viparita Karani – Der halbe Schulterstand in einer sanften Variante

Adho Mukhka Shvanasana – Die Haltung des Hundes mit dem Gesicht nach unten s. 2.1 Konzept Vorbeugen

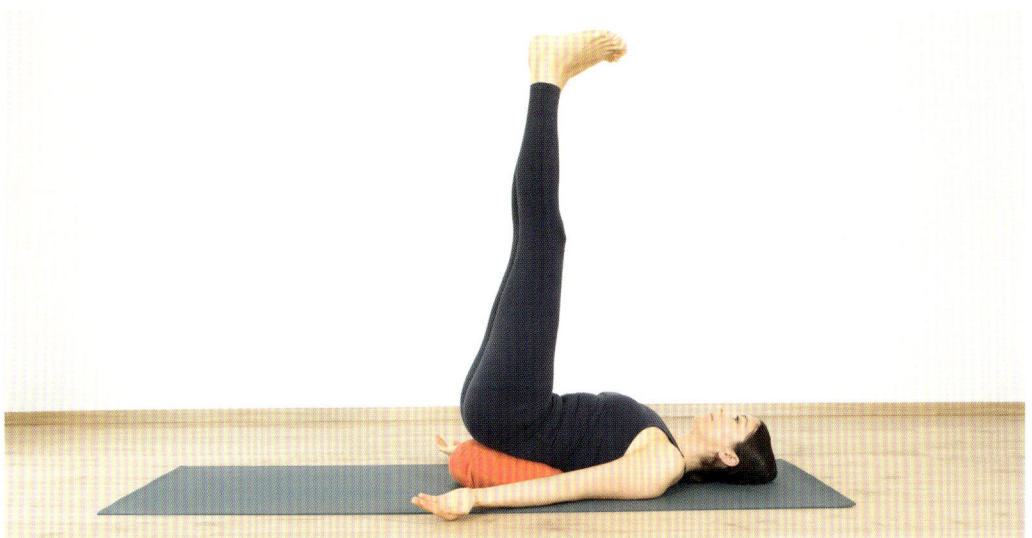

Viparita Karani:

Das ist die Umkehr (Viparita)-Haltung.

Dieses Asana wird in einer für die Yogatherapie abgewandelten Variante geübt.

Aufbau:

In der Rückenlage werden die Füße vor dem Becken aufgestellt. Das Becken wird so weit angehoben, dass unterhalb der Kreuzbeinplatte ein Klotz mit Decke, ein Kissen, eine zusammengerollte Decke oder Ähnliches Platz findet, worauf anschließend das Becken abgelegt wird.

Die Beine werden Richtung Decke gestreckt und sind passiv. Sollten die Beine zittern empfiehlt sich eine höhere Unterlage bzw. das Anlehnen der Beine an eine Wand. Die Arme werden mit wenig Abstand vom Rumpf abgelegt, dabei weisen die Handflächen Richtung Decke.

Um die Umkehr des Blutes zu erzielen und die Venenklappen zu entlasten, sollte die Haltung mindestens zwei Minuten eingenommen werden.

Verlassen der Haltung:

Ausatmend werden die Knie gebeugt und zurück vor dem Becken aufgestellt. Die Unterlage wird unterhalb des Beckens entfernt. In dieser Lage wird wahrgenommen, wie sich die „Umkehr" auf den Körper, den Atem und den Geist auswirkt.

Wirkung auf körperlicher Ebene:

Fördert den Blutrückfluss und den Rückfluss der Lymphflüssigkeit.

Wirkung auf seelischer Ebene:

Durch die Umkehrhaltung kann die Welt von einem anderen Blickwinkel aus wahrgenommen werden.

! Kontraindikationen:

Schwaches Herz

Empfohlen bei folgenden Indikationen:

Physisch: Für Menschen, die viel auf den Beinen sind

Seelisch: Innere Unruhe, stressinduzierte Erkrankungen

2.1.6 Konzept Gleichgewichtshaltung

Anatomisch: Balancehaltungen fördern die Stärkung der Fuß- und Beckenbodenmuskulatur.

Atem: Dieser variiert je nach Haltung.

Seelisch: Fördert innere Balance und Konzentration

Allgemeine Eignung: Sensible Menschen und solche, die dazu neigen, den Boden unter den Füßen zu verlieren üben vorwiegend Balancehaltungen.

Für die Yogatherapie relevante Asanas:

Vrikshasana – Die Baumhaltung

Trikonasana – Die Dreieckshaltung vgl. 2.1.4 Konzept Seitneigung

Virabhadrasana I – Die erste Heldenhaltung vgl. 2.1.2 Konzept Rückbeuge

Vrikshasana:

Das ist die Baum (vrksa)-Haltung.

Aufbau:

Zunächst wird der aufrechte Stand eingenommen, bei dem die Füße eine Fußbreite auseinander stehen. Die Fußgewölbe bauen sich auf, indem die Füße in den Boden geschoben werden. Dadurch entsteht eine Signalwirkung für die Kniescheiben, die nach oben ziehen, um die Oberschenkel- und Beckenbodenmuskulatur zu aktivieren. Mit einer Einatmung wird ein Bein nach vorne angehoben. Mit einer Ausatmung wird dieses Bein im Hüftgelenk nach außen rotiert, so dass die Fußsohle des angehoben Beines am Standbein in Höhe des Schienbeines, Knies oder Oberschenkel angestellt wird.

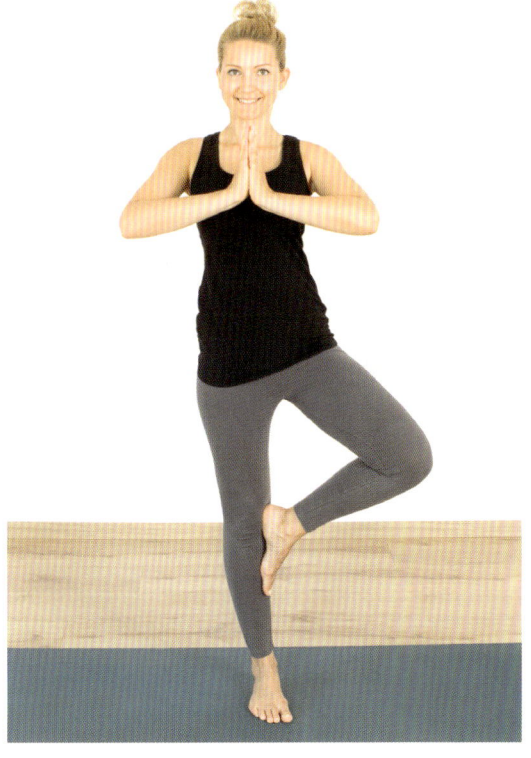

Mit einer weiteren Einatmung werden die Arme über die Seite angehoben und oberhalb des Kopfes in die Namasté-Haltung gebracht. Bei entzündlichen Schultern werden die Hände vor den Herzraum oder seitlich in die Hüften genommen.

Verlassen der Haltung:

Zunächst werden die Arme ausatmend neben den Körper zurückgeführt. Danach verlässt die Fußsohle das Standbein, wobei das Spielbein im Hüftgelenk nach vorne rotiert wird, um in die Ausgangshaltung zurück zu kommen.

Alternative der Haltung:

- Bei Gleichgewichtsstörungen kann eine Hand stützend an der Wand oder auf einem Fensterbrett liegen.
- Darüber hinaus muss das im Hüftgelenk ausrotierte Bein nicht den Boden verlassen, die Ferse dieses Fußes kann stützend am Knöchel des Standbeines anlehnen.

*Vrikshasana auf dem Stuhl:

Ein Bein auf den Stuhl stellen, Hände vor dem Herzraum zusammenlegen, 10 Atemzüge so bleiben, dann Seitenwechsel

Wirkung auf körperlicher Ebene:

Stärkt die Fuß- und Beckenbodenmuskulatur und fördert den Gleichgewichtssinn.

Wirkung auf seelischer Ebene:

Fördert das innere Gleichgewicht und die Konzentration.

! Kontraindikationen:

Yogaunerfahrene, ältere Teilnehmer üben mit Stütze oder auf dem Stuhl

Empfohlen bei folgenden Indikationen:

Physisch: Beckenbodenschwäche

Seelisch: Innere Unruhe, stressinduzierte Erkrankungen, sensible Menschen, denen droht, den Boden unter den Füßen zu verlieren

2.1.7   Konzeptunabhängige Haltung

Apanasana – Die Haltung der aufsteigenden Energie

Dandasana – Die Stockhaltung

Shavasana – Die Totenstellung

Apanasana:

Das ist die Haltung der aufsteigenden Energie.

Aufbau:

In der Rückenlage werden die Beine zum Bauch genommen. Die Hände liegen auf den Knien, die Finger weisen nach vorne.

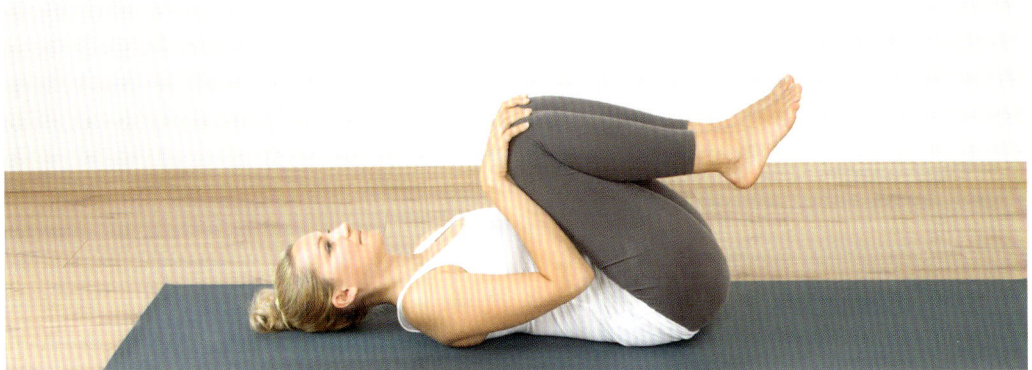

(1)   Mit einer Ausatmung führen die Hände die Beine zum Bauch.

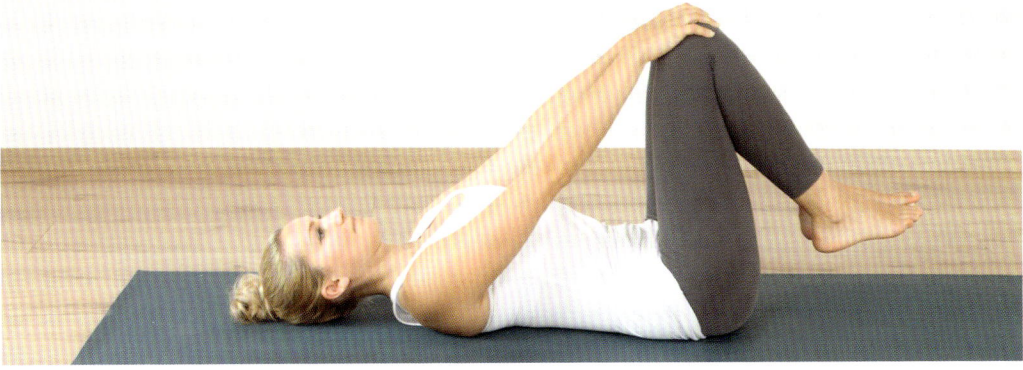

(2)   Mit einer Einatmung führen die Hände die Beine weg vom Bauch, bis die Arme gestreckt sind. Die Beine sind passiv, nur die Hände führen die Bewegung dem Atem angepasst aus.

Wirkung auf körperlicher Ebene:

Mobilisiert den unteren Rücken, entspannt den Hauptatemmuskel und das Zwerchfell.

Wirkung auf seelischer Ebene:

Fördert das innere Gleichgewicht und die Konzentration.

! Kontraindikationen: —

Empfohlen bei folgenden Indikationen:

Physisch: Schwacher unterer Rücken, flache Atmung

Seelisch: Innere Unruhe, stressinduzierte Erkrankungen

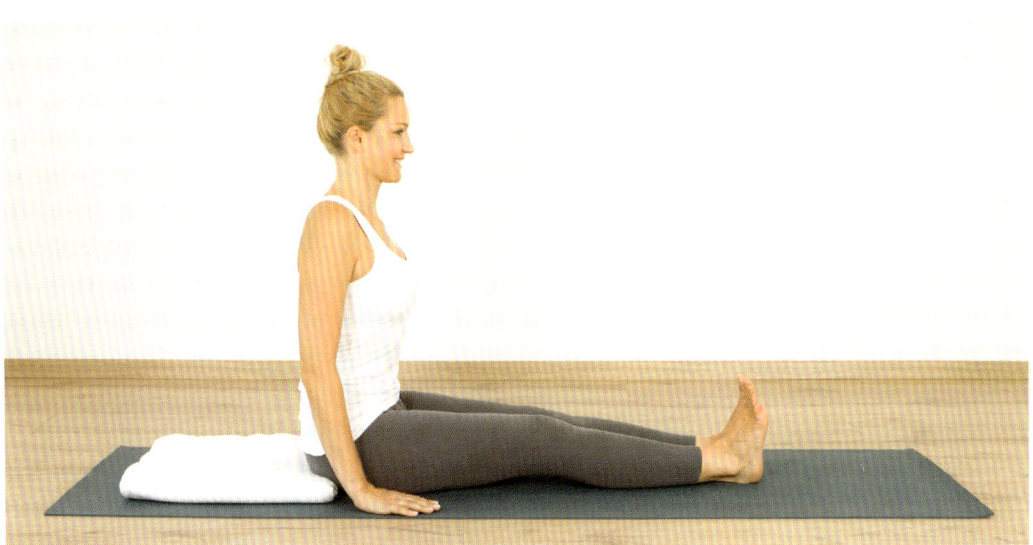

Dandasana:

Das ist die Stock(danda)-haltung.

Aufbau:

Der Langsitz wird mit Hilfe einer kleinen Sitzunterlage eingenommen, um zu verhindern, dass die Lendenwirbelsäule rund wird. Die Wirbelsäule ist lang, der Kopf in deren Verlängerung.

Die Beine liegen hüftgelenksbreit auseinander, die Kniescheiben werden nach oben Richtung Oberschenkel gezogen, die Fußspitzen zeigen Richtung Decke. Mit der Einatmung wird die Brustwirbelsäule gelängt, mit der Ausatmung wird der Bauchnabel nach innen gezogen, woraus sich eine Stärkung der Lendenwirbelsäule ergibt.

Die Handflächen oder -kuppen stehen neben dem Becken, die Arme sind gestreckt, die Schultern ziehen weg von den Ohren. Die Haltung kann je nach Rückenstärke bis zu drei Minuten gehalten werden.

Verlassen der Haltung:

Ausatmend in den Kutschersitz (vgl. Seite 28) gelangen und der Wirkung der Haltung nachspüren.

Alternative der Haltung:

Mit festem aber gewaltfreiem Griff einen Gurt halten, der an den Fußballen gleichmäßig liegt, um die Aufrichtung der Wirbelsäule zu gewährleisten.

Die Ellbogen werden nach hinten gezogen, so dass ein Anheben des Brustbeines erfolgen kann.

Sie eignet sich hauptsächlich für ältere Teilnehmer.

Wirkung auf körperlicher Ebene:

Stärkung der autochthonen Rückenmuskulatur und intensive Dehnung der ischiokruralen Muskulatur und der Beckenbodenmuskulatur, sofern der Bauchnabel stets Richtung Wirbelsäule gezogen werden kann und mit dem Einatmen nie ganz losgelassen wird

Wirkung auf seelischer Ebene:

Die Aufrichtung und Stärke der Wirbelsäule erfahren

! Kontraindikationen:

Bandscheibenvorfall oder -vorwölbung, dann mit eingebeugten Beinen arbeiten

Empfohlen bei folgenden Indikationen:

Physisch: Ausgeheilte Bandscheibenvorfälle und -vorwölbungen

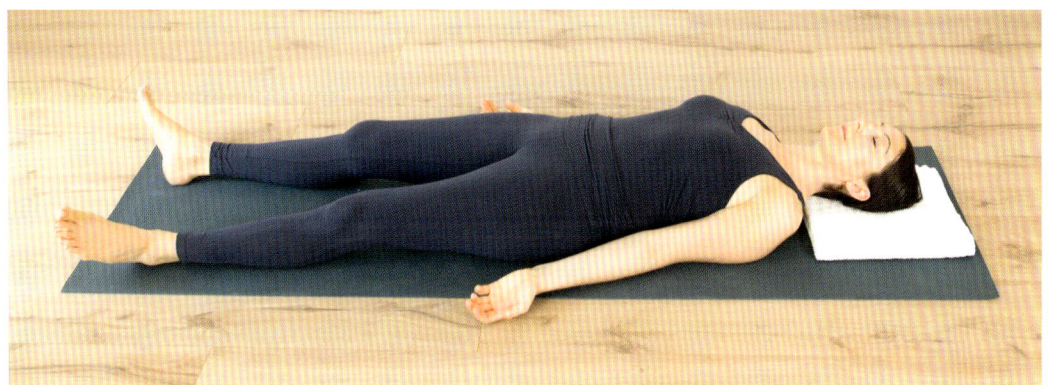

Shavasana:

Das ist die Stellung des Toten, da der Körper unbewegt am Boden liegt.

Aufbau:

In der Rückenlage werden die Arme mit etwas Abstand vom Rumpf abgelegt, die Handflächen weisen Richtung Decke. Der Kopf liegt in Verlängerung der Wirbelsäule, das Kinn zieht sanft Richtung Brustbein. Die Augen werden geschlossen.

Der untere Rücken erfährt eine bessere Auflage, wenn folgende, kleine Übung durchgeführt wird: Aus dem Hüftgelenk wird das linke Bein am Boden liegend lang gestreckt, so dass dieses länger wird als das rechte. Die Fußspitze weist nach oben Richtung Decke. Mit der Ausatmung wird das Bein wenig über dem Boden angehoben, mit der Einatmung lang gestreckt abgelegt. Analog dazu erfolgt die Bewegung im rechten Bein. Um die Länge des unteren Rückens zu erhalten, sollten die Beine nicht mehr bewegt werden, die Füße fallen noch locker auseinander.

Alternative der Haltung:

- Um dem Teilnehmer Sicherheit zu vermitteln, empfiehlt sich die Verwendung einer Decke und ggf. eines kleinen Kissens unter dem Kopf.
- Die Beine können vor dem Becken aufgestellt werden, die Knie fallen zueinander, die Füße stehen weit auseinander zur Entlastung des unteren Rückens.
- Der untere Rücken könnte darüber hinaus entlastet werden durch das Unterlegen einer gerollten Decke, Klötze oder ähnlichem unterhalb der Knie.

Ansage, um in Shavasana „anzukommen“:

Nimm einatmend deine Füße wahr und lasse diese ausatmend los. Nimm einatmend deine Beine und Knie wahr, lasse ausatmend beide Beine los. Nimm einatmend dein Gesäß wahr und lasse dieses ausatmend los. Nimm einatmend den unteren, den oberen Rücken und die Schulterblätter wahr, lasse ausatmend den ganzen Rücken los. Nimm einatmend den Nacken und den Schultergürtel wahr, lasse ausatmend diesen Bereich los und erlebe bewusst, wie dadurch Raum zwischen Schultern und Ohren entstehen kann. Nimm einatmend die Ober- und Unterarme wahr, lasse ausatmend beide Arme los. Nimm einatmend die Hände und Finger wahr, lasse ausatmend beide Hände und die Finger los. Nimm einatmend deine Gesichtsmuskulatur wahr, lasse diese ausatmend los. Entspanne deinen Kopf- und Stirnraum. Bringe die Falten deines Gesichts, die sich gerne quer stellen, in dein Bewusstsein und lasse diese ausatmend los. Die Kiefergelenke sind entspannt, die Zunge löst sich vom Gaumen, die Zähne sind voneinander gelöst. Dein ganzer Körper ist nun gelöst und entspannt. Nimm nun insbesondere deine Bauchatmung wahr, die dich noch mehr zur Ruhe bringt.

In der Stille zwei bis fünf Minuten verweilen und dann den Übenden zurückholen, indem die Gelenke von klein nach groß sanft bewegt werden. Der Übende kommt über die rechte Seite langsam zum Sitzen.

Wirkung auf körperlicher Ebene:
Vollständige Regeneration des Körpers, in dieser Ruhephase wird das zuvor Erlernte der Yogastunde gespeichert

Wirkung auf seelischer Ebene:
Regeneration des Geistes

❗ Kontraindikationen:
Ängstliche, unsichere, depressive Menschen halten ungern die Augen geschlossen bzw. fühlen sich auf dem Rücken liegend wehrlos, ihnen kann eine Regenerationszeit auf einem Meditationsbänkchen empfohlen werden

Empfohlen bei folgenden Indikationen:

Physisch und seelisch: Regeneration des Körpers und des Geistes als Vorbereitung auf eine Körperreise, auf das Nyasa oder ähnlichem (vgl. 2.3.3 Seite 84)

2.1.8 Dynamische Bewegungsabläufe: Karanas

1. Karana: Der Sonnengruß

Der Sonnengruß ist eine dynamische, fließende Abfolge von Asanas, die im Einklang des Atems durchgeführt werden zur Anregung des Herz-Kreislauf-Systems. Im Sonnengruß wechseln sich Rück- mit Vorbeugen ab und es können bis zu zwölf Haltungen in einer Varianten-Vielfalt von 18 Arten vorkommen. Seitbeugen und Drehungen sind nicht enthalten.

Analog zu obiger Ausführung kann sich der Sonnengruß durchaus in Meditation in Bewegung gerieren. Aus therapeutischer Sicht sollte entsprechend langsam geübt und das Üben an die jeweilige Person angepasst werden.

Variante des Sonnengrußes für Übende ohne Einschränkung

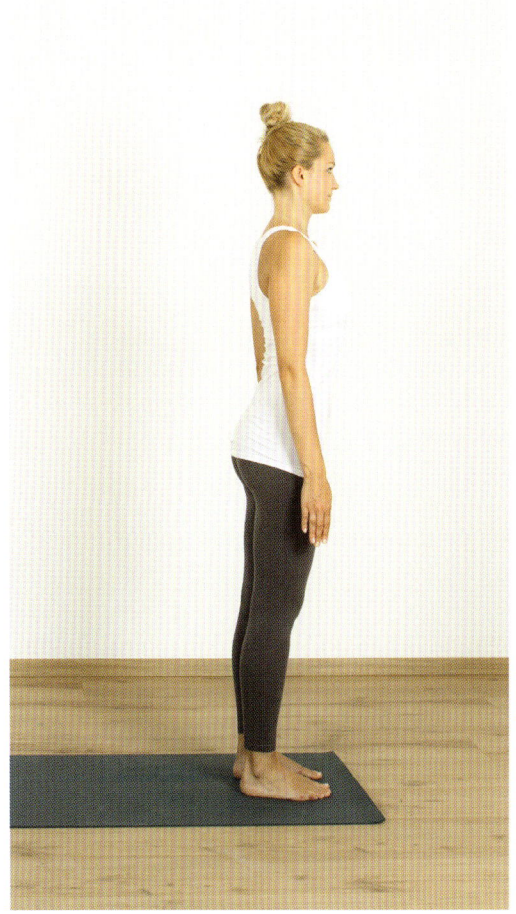

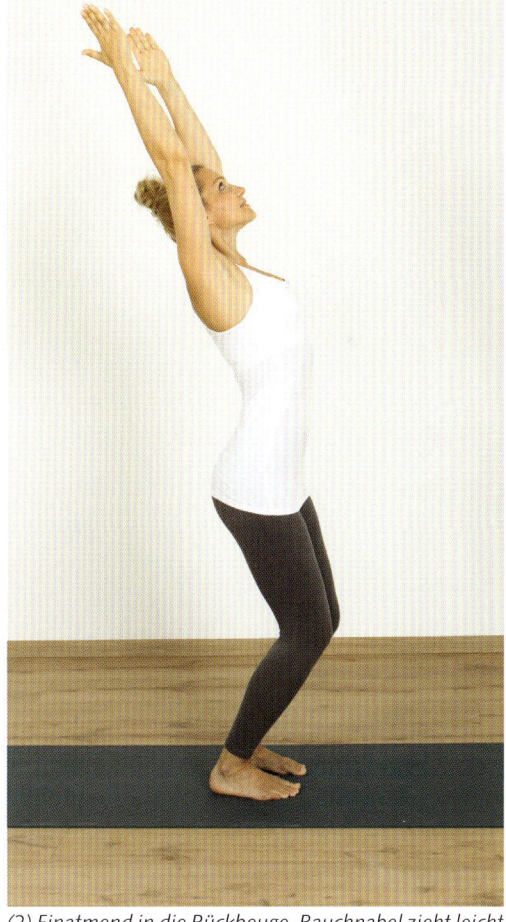

(1) Ausgangshaltung Tadasana – Berghaltung

(2) Einatmend in die Rückbeuge, Bauchnabel zieht leicht nach innen, um im unteren Rücken nicht ins Hohlkreuz zu fallen, die Arme über die Seite nach oben nehmend

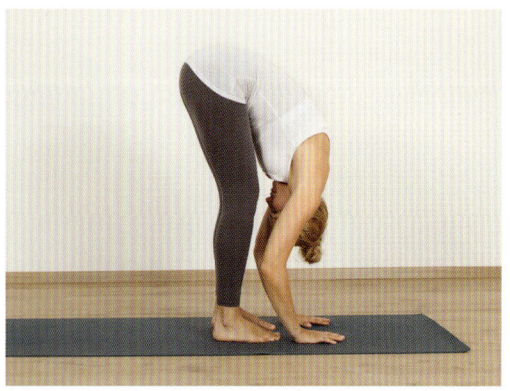

(3) Ausatmend Uttanasana – Vorbeuge passiv

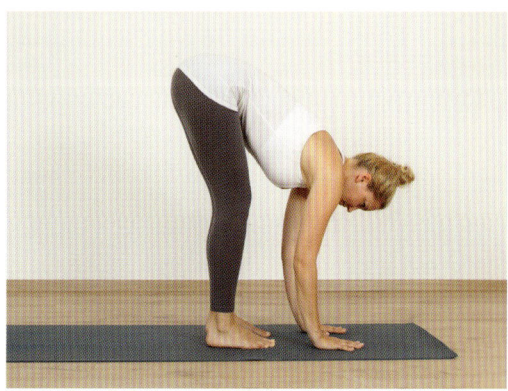

(4) Einatmend Uttanasana –Vorbeuge aktiv, indem das Brustbein angehoben wird

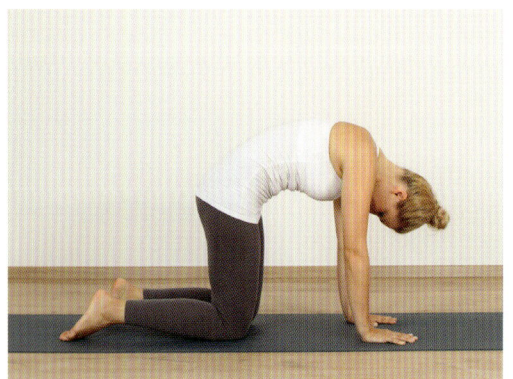

(5) Ausatmend die Hände neben den Füßen abstellen und über den Vierfüßlerstand in die Katzenhaltung gelangen, dabei wird insbesondere die Lendenwirbelsäule gerundet, das Kinn zieht in die Halsgrube

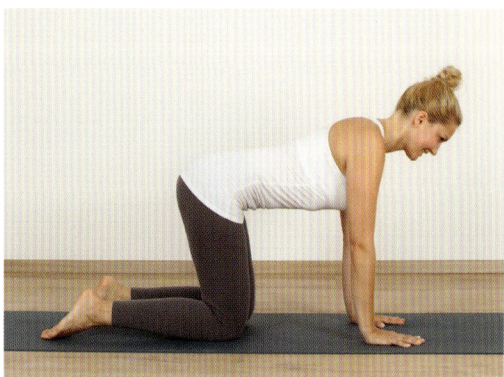

(6) Einatmend den Pferderücken ausführen, dabei wird das Einsinken in der Brustwirbelsäule und zwischen den Schultern betont

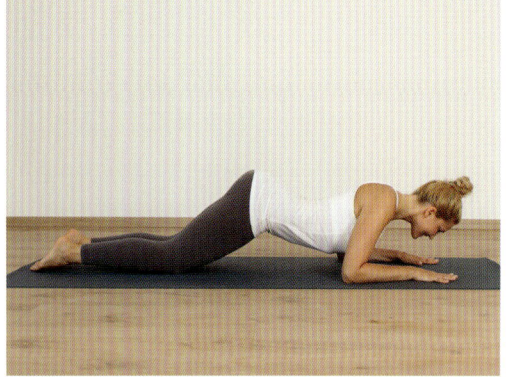

(7) Ausatmend in die Bauchlage (den Beckenboden aktivieren, um die Lendenwirbelsäule zu entlasten)

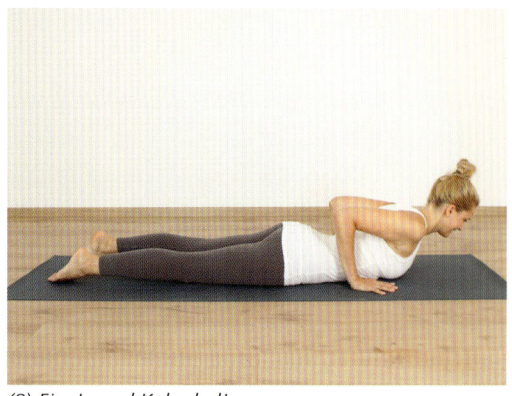

(8) Einatmend Kobrahaltung

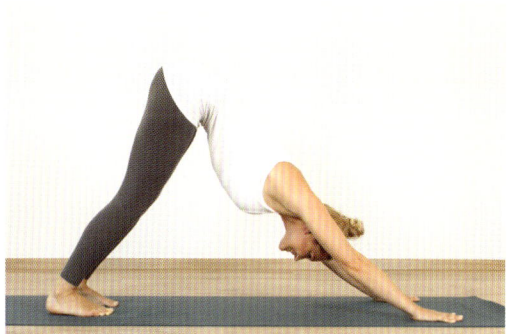

(9) Ausatmend zurück in die Bauchlage und über den Vierfüßlerstand weiter in die nach unten blickende Hundehaltung; wenn die Ausatmung hier zu kurz ist, zwischenatmen (in der Haltung bis zu fünf Atemzüge bleiben)

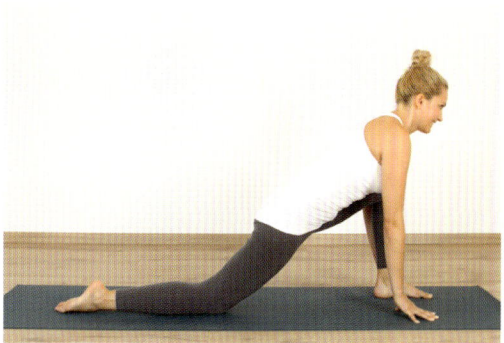

(10) Einatmend in die Sprinterhaltung, das vordere Knie befindet sich in einer Linie mit dem vorderen Fuß

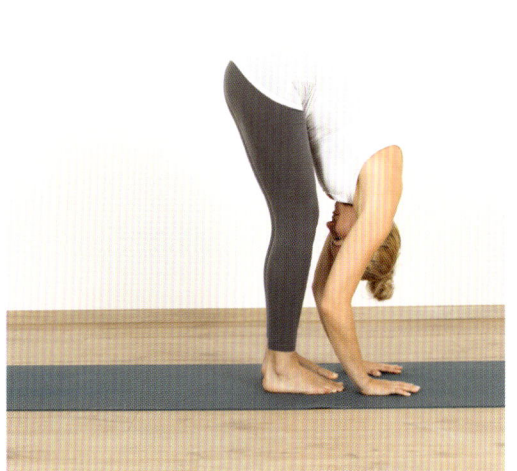

(11) Ausatmend in Uttanasana – Vorbeuge passiv

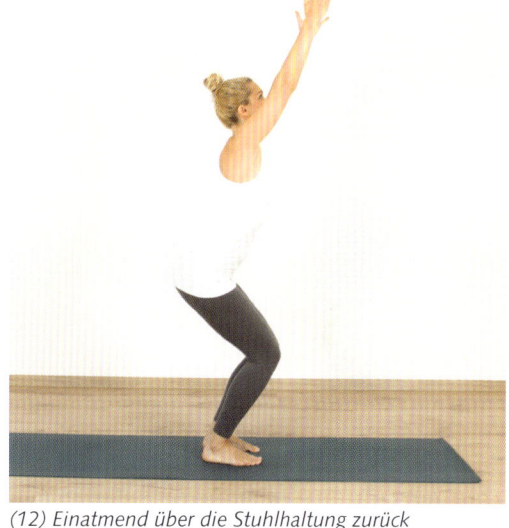

(12) Einatmend über die Stuhlhaltung zurück

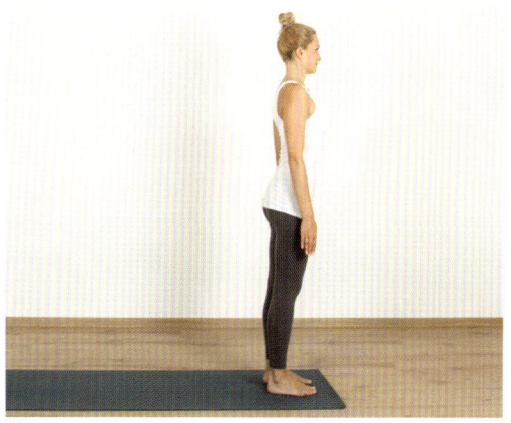

(13) in die Ausgangshaltung Tadasana

Sanfte Variante des Sonnengrußes

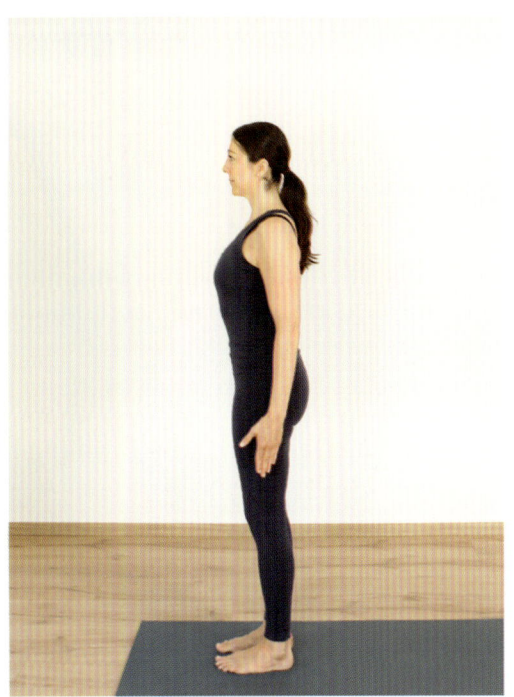

(1) Tadasana – Berghaltung

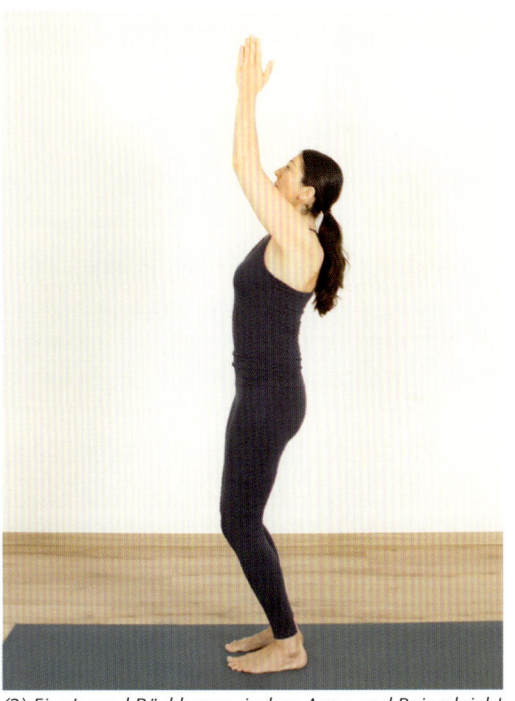

(2) Einatmend Rückbeuge, indem Arme und Beine leicht gebeugt sind, der Bauchnabel zieht nach innen

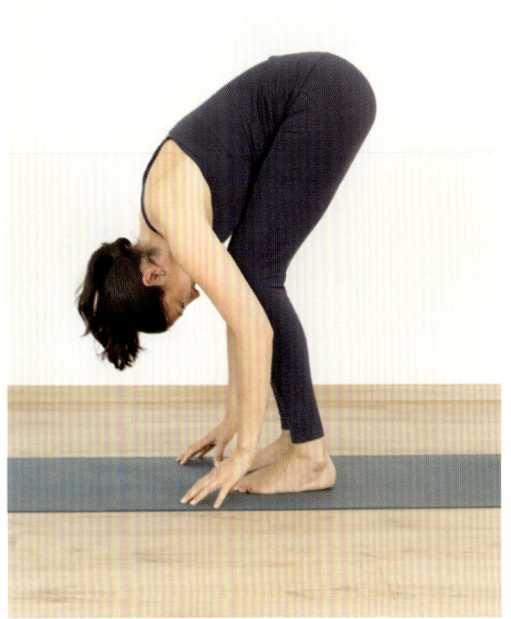

(3) Ausatmend Uttanasana – Vorbeuge passiv, Arme hängen

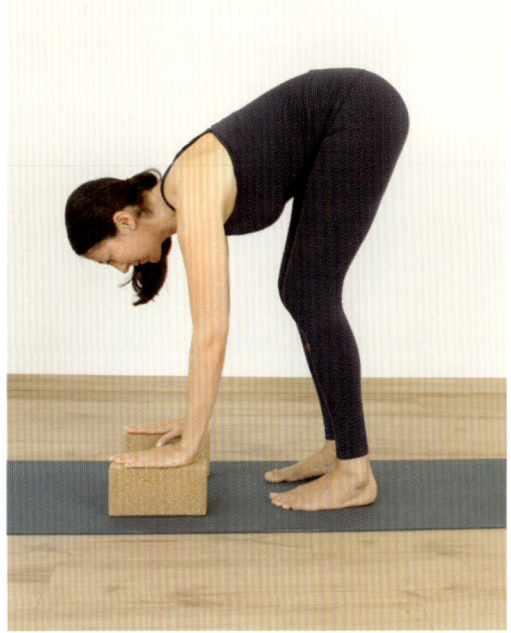

(4) Einatmend Uttanasana – Vorbeuge aktiv, indem Hände auf Klötzen Platz finden

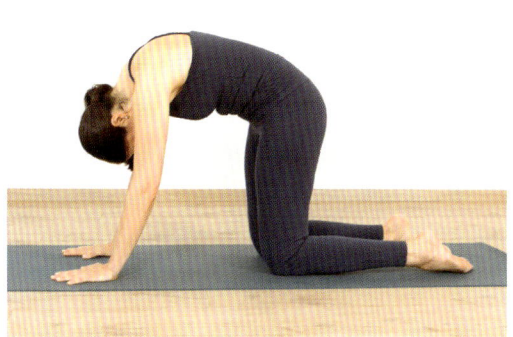

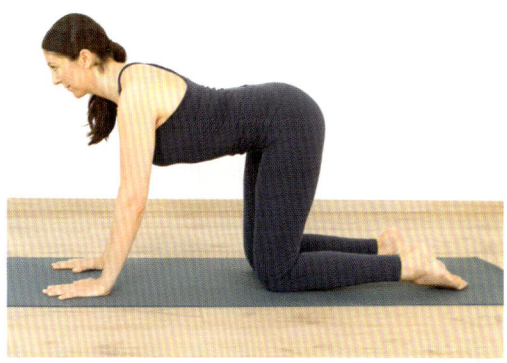

(5) Ausatmend in den Vierfüßlerstand – Katzenbuckel, indem vor allem die Lendenwirbelsäule gerundet wird

(6) Einatmend im Vierfüßlerstand, den Pferdebuckel einnehmen durch deutliches Einsinken lassen in der Brustwirbelsäule

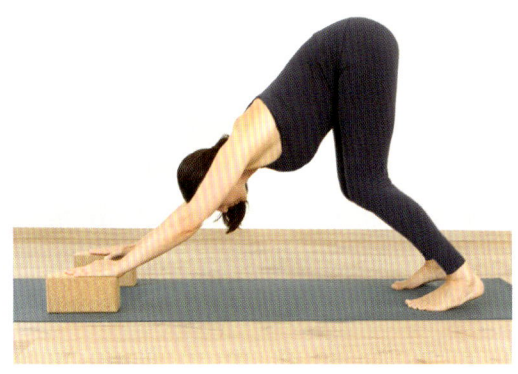

(6a) Ausatmend in Adho mukha shvanasana – nach unten blickende Hundehaltung gelangen und einige Atemzüge verweilen. Durch die Benutzung von Klötzen wird das Gewicht nach hinten Richtung Füße verlagert.

Im Falle degenerativer Schultererkrankungen wird die nach unten blickende Hundehaltung ausgespart, stattdessen wird nochmals der Katzenbuckel eingenommen vgl. (5), worauf unmittelbar Nummer (7) folgt

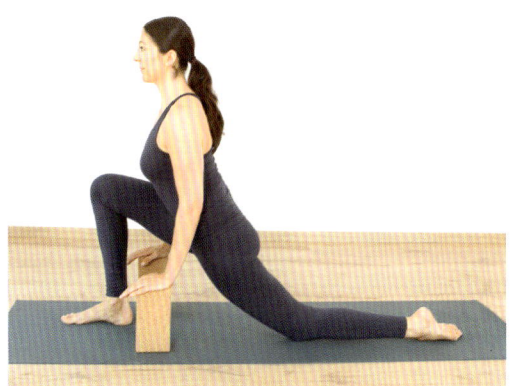

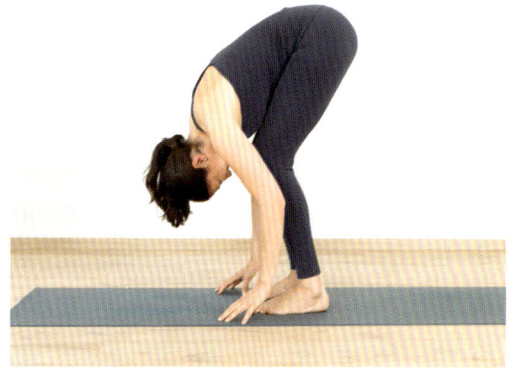

(7) Einatmend in die Sprinterhaltung; eine bessere Aufrichtung der Wirbelsäule erfolgt, indem die Hände auf Klötzen gestützt sind, gegebenenfalls das Auflegen der Knie unter Polstern.

(8) Ausatmend in Uttanasana – Vorbeuge passiv

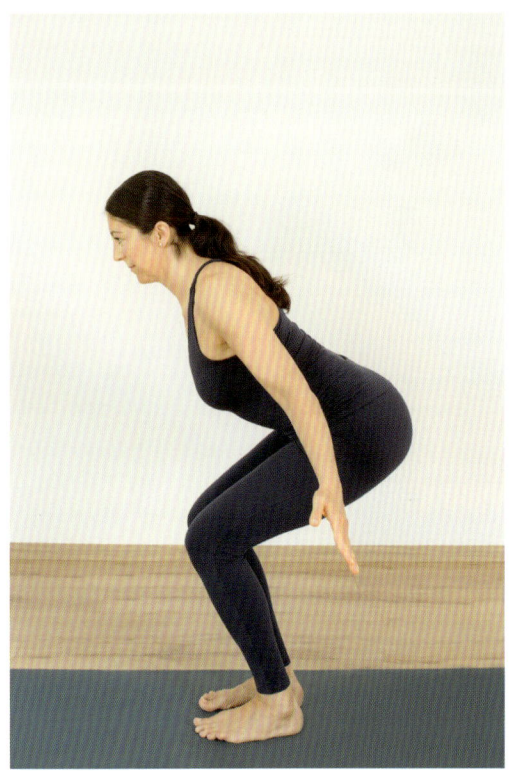

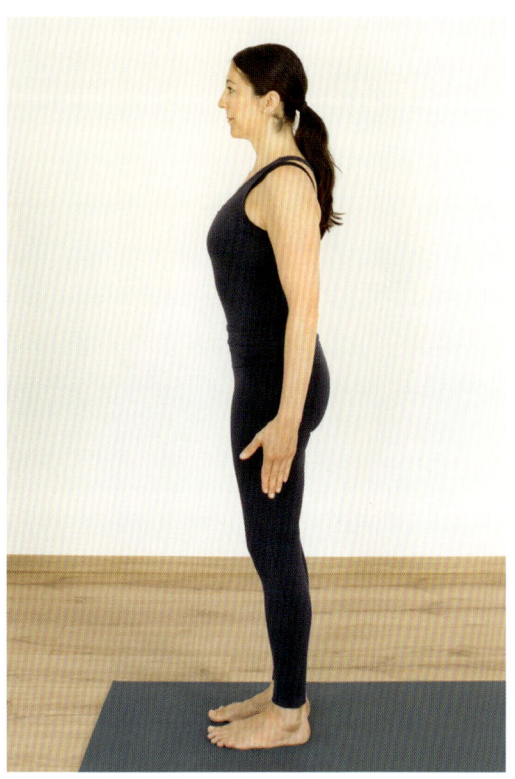

(9) Einatmend über eine schulterfreundliche Variante von Utkatasana – Stuhlhaltung

(10) zurück in die Berghaltung gelangen

Sanfte Variante des Sonnengrußes mit Stuhl

Übende mit starken körperlichen Einschränkungen, vorwiegend Senioren können den Sonnengruß mit einer Stuhllehne ausführen, ohne in die Verlegenheit zu geraten, sich auf den Boden begeben zu müssen:

(1)   Tadasana – Berghaltung

(2)   Einatmend in eine leichte Rückbeuge gelangen, die Arme werden so weit angehoben wie es möglich ist. Werden die Arme oberhalb des Herzens angehoben, können die Arme signifikant gebeugt werden

(3)   Uttanasana – Vorbeuge passiv

(4)   Einatmend Hände stützen auf der Sitzfläche oder Stuhllehne eines Stuhles, die Knie sind gebeugt und das Brustbein wird angehoben (Vorbeuge aktiv), der Hinterkopf befindet sich in einer Linie mit der Wirbelsäule

(5)   Einige Schritte zurück gehen, um in die halbe Hundehaltung zu gelangen (vgl. 2.1.1 Vorbeugen Adho mukha shvanasana alternativ geübt, Seite 19); einige Atemzüge verweilen

(6)   Mit wenigen Schritten näher an den Stuhl herantreten und mit einer Einatmung die aktive Vorbeuge ausführen ebenso wie unter Punkt 4

(7)   Ausatmend Vorbeuge – passiv (Hände sind vom Stuhl gelöst, vgl. Punkt 3)

(8)   Über die aktive Variante der Vorbeuge einatmend die Arme maximal auf Schulterhöhe anhebend und zurück in die Berghaltung gelangen

2. Karana: Kindhaltung, Katzenhaltung, (nach unten blickenden Hundhaltung), Katzenhaltung, Kindhaltung (K, K, H, K, K)

Die Abfolge dieser Haltungen mobilisiert die gesamte Wirbelsäule, die Gelenke und die geraden Bauchmuskeln. Um alle wesentlichen Details zu beachten, empfiehlt sich eine langsame Vorgehensweise des Übens. Mit der Zeit kann dieses Karana schneller geübt werden, wodurch das Herz-Kreislauf-System angeregt wird.

Zunächst wird die Kindhaltung eingenommen.

Die zwei nun folgenden Bewegungen, in Bild (1) und (2) dargestellt, können zunächst singulär dynamisch geübt werden, das heißt nach dem Anheben des Brustbeines mit der Einatmung, wird ausatmend die Stirn wieder zum Boden geführt, wodurch sich der obere Rücken rundet. Dieser kleine dynamische Ablauf empfiehlt sich insbesondere, wenn massive Probleme im Halswirbelsäulen-Bereich bestehen. Viele Übende haben Schwierigkeiten mit dem reinen Anheben des Brustbeines. Daher lohnt sich ein Einüben dieser Bewegungen im Vorfeld.

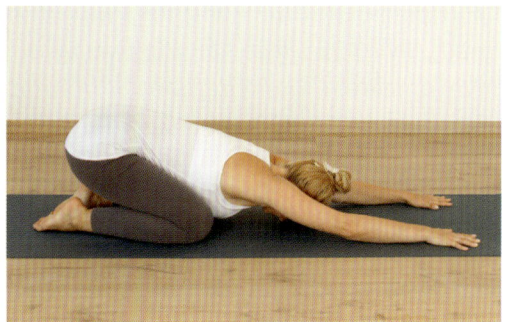

(1) In der Ausgangslage liegt das Gesäß auf den Fersen. Die Arme werden schulterbreit weit nach vorne gestreckt, die Unterarme ruhen zunächst noch am Boden – vollständiger Ausatmen

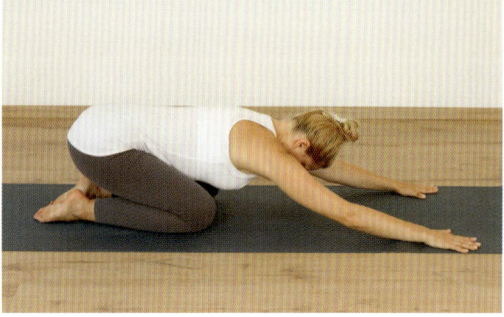

(2) Einatmend das Brustbein heben, der Kopf folgt sanft und der Blick weist Richtung Boden; der Bauch und der untere Rippenbogen sind mit den Oberschenkel nach wie vor im Kontakt.

- Wird entsprechend der obigen Ausführung nur die HWS mobilisiert, kehrt der Übende mit einer Ausatmung in die Ausgangslage zurück (Bild 1)
- Oder nach Anheben des Brustbeines erfolgt direkt Übung (3)

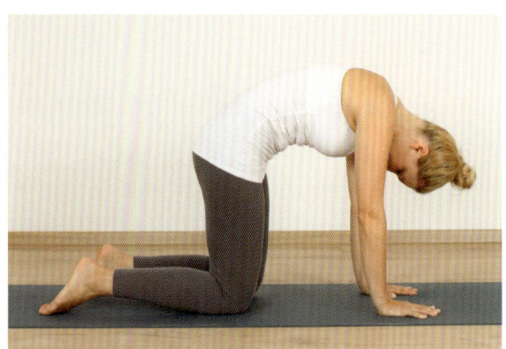

(3) Ausatmend in den Vierfüßlerstand gelangen den sogenannten Katzenbuckel, der untere Rücken ist gerundet, das Kinn zieht in die Halsgrube

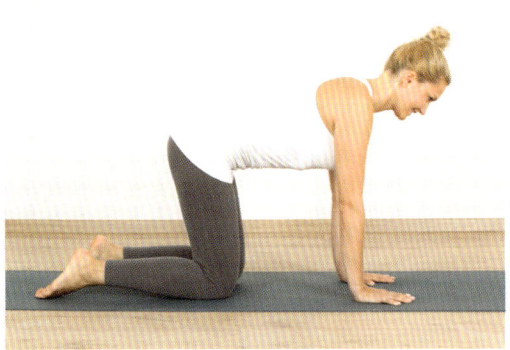

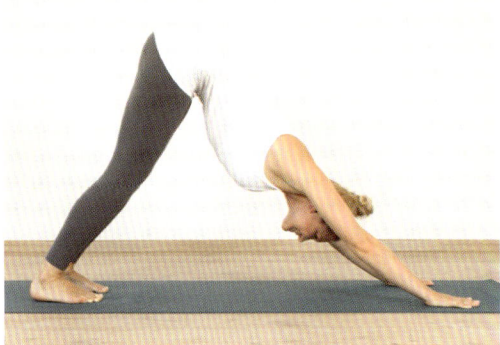

(4) Einatmend in der Brustwirbelsäule und zwischen den Schultern einsinken lassen, die Arme bleiben gestreckt – Pferderücken

(4a) Wer nun ausatmend in die nach unten blickende Hundehaltung gelangt (Struktur der Haltung s. o.), sollte unmittelbar vorher die Wirbelsäule nicht zu sehr einsinken lassen, stattdessen den Bauchnabel zur Stabilisierung der Lendenwirbelsäule Richtung Wirbelsäule ziehen, ggf. können die Hände mittels Klötzen eine Unterstützung erfahren

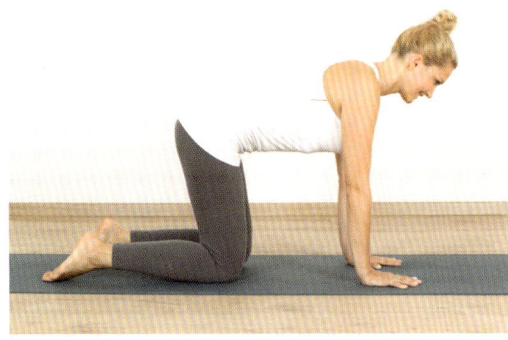

(4b) Einatmend zurück in den Vierfüßlerstand – Pferderücken

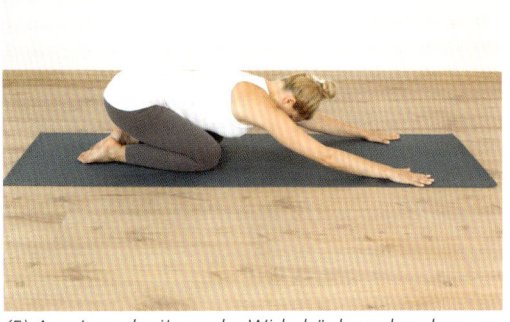

(5) Ausatmend mit gerader Wirbelsäule und nach vorne oder zum Boden ausgerichtetem Blick zurück in die Kindhaltung (links). Am Schluss werden die Arme und die Stirn entspannt am Boden abgelegt (rechts).

Vorübung für die Halswirbelsäule sowie gesamte Übung je sechs bis acht Mal üben.

3. Karana: Wirbelsäulen-Welle (WS-Welle)

Der Vierfüßlerstand wird gewählt, indem die Hände unter den Schultern und die Knie unter den Hüftgelenken platziert sind.

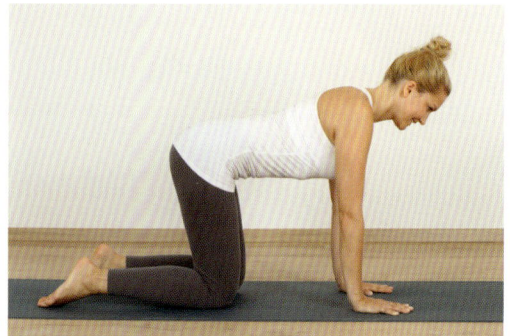

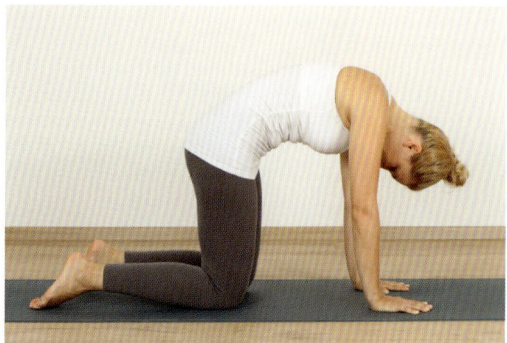

(1) Einatmend die Brustwirbelsäule und zwischen den Schultern einsinken lassen, der Blick geht sanft nach schräg vorne (der Kopf fällt nicht in den Nacken) – Pferderücken

(2) Ausatmend den unteren Rücken runden, das Kinn in die Halsgrube ziehen – Katzenbuckel.

Die Welle zwischen acht bis zwölf Mal ausführen. Sie eignet sich als Einstiegsübung zur Mobilisierung der Wirbelsäule insbesondere für Menschen, die am Morgen etwas träge sind.

4. Karana: Gestreckte Katzenhaltung, Katzenhaltung (GK, K)

Die beiden Haltungen in Kombination geübt, dienen vor allem bei Senioren der Balance und der Vernetzung der Gehirnhälften durch die Überkreuz-Bewegung sowie der Stärkung der Wirbelsäulen-Muskulatur. Die gestreckte Katzenhaltung kann statisch gehalten werden, um die geraden Bauch- und Schultermuskeln zu trainieren, was sich allerdings nur eingeschränkt für Senioren eignet. Der Vierfüßlerstand wird wie in der WS-Welle eingenommen.

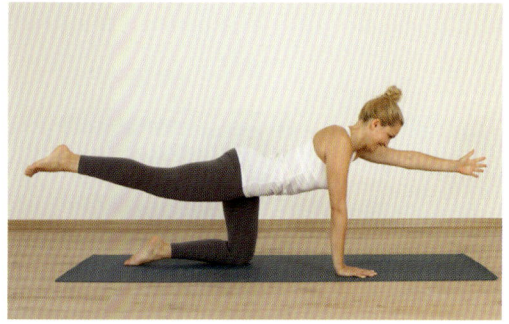

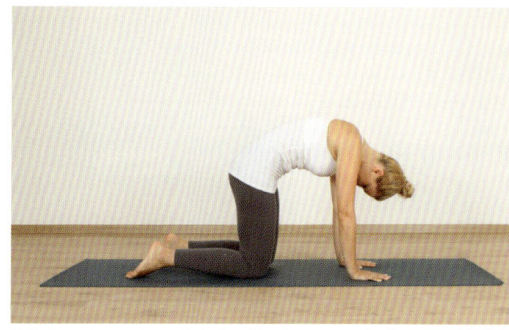

(1) Einatmend wird der linke Arm und das rechte Bein angehoben, dabei dreht das Bein nicht aus, das Becken stabilisiert sich mittels leichtem Einziehen des Bauchnabels

(2) Ausatmend zurück in die Ausgangshaltung und den unteren Rücken runden, das Kinn zieht in die Halsgrube – Katzenbuckel

Je Seite vier bis acht Mal üben.

5. Karana: Schulterbrücke, Bauchpressenhaltung, umgedrehte Tischhaltung (Sch, Bp, T)

Die drei Haltungen in der Rückenlage dienen einem guten Einstieg in ein Übungsprogramm, weil die Gelenke, die Wirbelsäule, die Beckenbodenmuskulatur und vieles mehr gestärkt und mobilisiert werden. In der Rückenlage werden die Füße stabil vor dem Becken aufgestellt, die Arme liegen neben dem Körper.

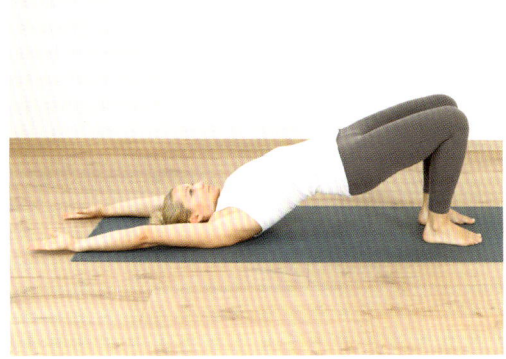

(1) Einatmend Einnahme der Schulterbrücke, die Arme werden oberhalb des Kopfes abgelegt

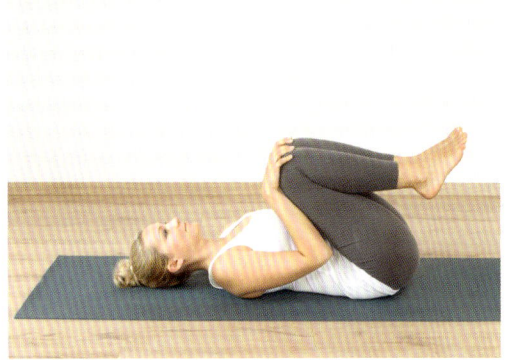

(2) Ausatmend Bauchpressenhaltung

Variante (1) die Knie zum Bauch nehmen, die von den Händen gefasst werden, der Kopf bleibt im Falle von Problemen mit der Halswirbelsäule am Boden liegen und das Kinn zieht sanft Richtung Brustwirbelsäule.

Variante (2) die Knie zum Bauch nehmen, die von den Händen gefasst werden, der Kopf wird angehoben und die Stirn zieht Richtung Knie.

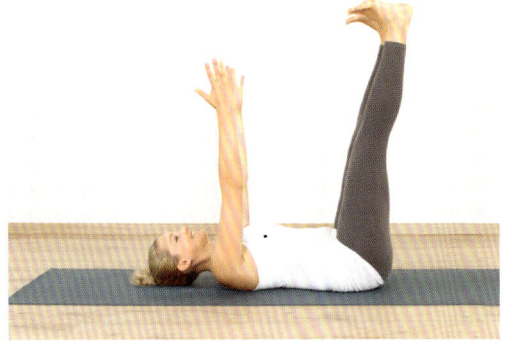

(3) Einatmend umgedrehte Tischhaltung: Arme und Beine werden nach oben gestreckt, der Schultergürtel bleibt am Boden liegen, der Bauchnabel zieht Richtung Wirbelsäule, das Kreuzbein liegt am Boden (eine sanftere Variante für den Halswirbelsäulen-Bereich wäre das Ablegen der Arme in Schulterhöhe, die Handrücken sind auf Klötzen platziert)

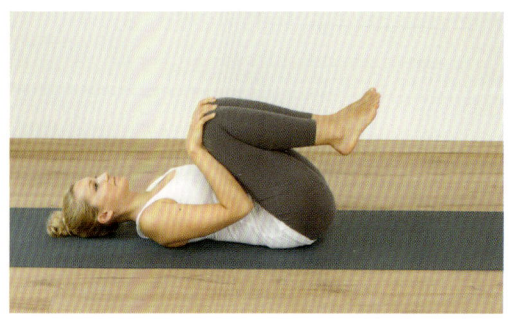

(4) Ausatmend Bauchpressenhaltung in der ersten oder zweiten Variante und mit der Schulterbrücke die Abfolge erneut starten.

Dieses Karana sechs bis acht Mal wiederholen.

Als kleine Vorübung eignet sich die Beckenschaukel zur Mobilisierung des unteren Rückens und des Beckenbodens, was besonders Senioren zu empfehlen ist. Zur Rückbildung nach einer Schwangerschaft kann diese Übung auch einzeln trainiert werden.

5.1 Ausführung der Beckenschaukel:

In der Rückenlage werden die Füße vor dem Becken aufgestellt. Die Arme liegen am Boden in Schulterhöhe und die Handflächen weisen Richtung Decke.

(Zwecks besserer Darstellbarkeit der Lendenwirbelsäule sind die Arme im Foto angehoben – die Arme bleiben jedoch während des Übens, entsprechend der Beschreibung der Ausgangslage, am Boden)

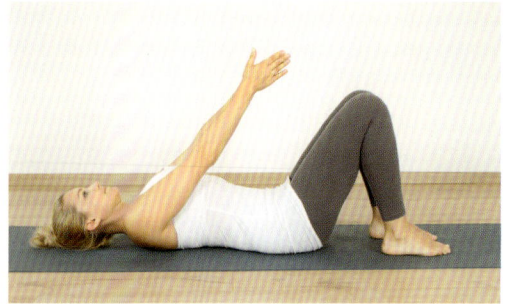

(1) Ausatmend erfährt der Teilnehmer mit dem Schub der Füße in den Boden eine Aktivität im Beckenboden und verstärkt diese durch das Ziehen des Schambeines Richtung Bauchnabel, wodurch das Becken kippt und die Lendenwirbelsäule zum Boden strebt.

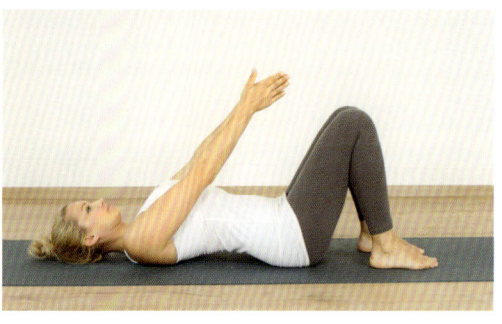

(2) Einatmend wird die Fußmuskulatur gelöst, wodurch der Beckenboden deaktiviert wird und eine kleine Lücke zwischen unterem Rücken und Boden entsteht.

Im Atemrhythmus wird die Beckenschaukel 15 – 20 Mal trainiert.

2.2 Modul Pranayama (Atemübungen) und ihre Bedeutung für die Yogatherapie

Unter Pranayama werden für die Yogatherapie verschiedene Atemtechniken subsumiert, die im Sinne der Hatha-Yoga-Pradipika kein klassisches Pranayama darstellen, da keine Bandhas gesetzt werden.

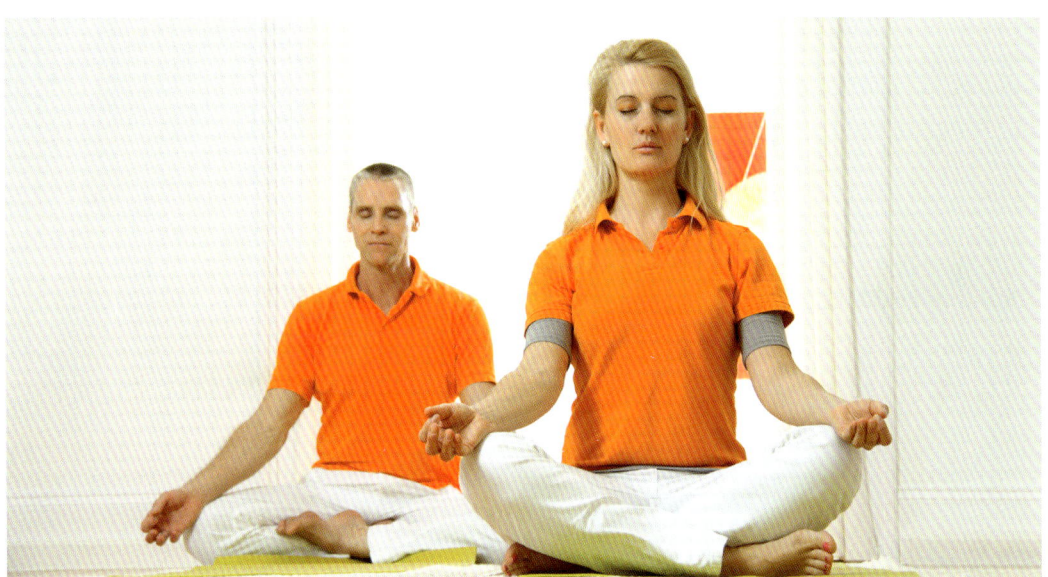

2.2.1 Yoga-Vollatmung

Bewusstwerdung der drei Atemräume; das heißt die Bauchatmung ist die kreatürliche Atmung, die Brustatmung oder auch Flankenatmung wird im Alltag eingesetzt und die Schlüsselbeinatmung ist die spirituelle Atmung. In einer Sitzhaltung (wie im obigen Bild dargestellt), die eine aufgerichtete Wirbelsäule bedingt, kann die Energie ungehindert strömen. Durch das Verkreuzen der Beine wird die Blutzufuhr in den Beinen gedrosselt, so dass dem Rumpf, dem Kopf und den oberen Extremitäten vermehrt Blut zur Verfügung steht. (Alternativ kann ein Stuhl oder Meditationshöckerchen verwandt werden). In dieser Sitzhaltung (Leisten lassen unbedingt los) wird die dreiteilige Atmung möglich: Bauch-, Brust- und Schlüsselbeinatmung, wodurch der Sympathikus angeregt wird, um in die Energie zu gelangen.

Ausführung:

Ausatmend den Bauchnabel mit Kraft aber gewaltlos Richtung Wirbelsäule ziehen, dabei auf die Einatmung „warten". Das heißt mit zunehmender Übungspraxis stellt sich das Gefühl für die Einatmung von alleine ein, ohne willentlich auf diese Einfluss zu nehmen. Wenn die Einatmung einsetzt, ist es wichtig den Bauchnabel nicht nach vorne schnellen zu lassen, sondern kontrolliert die Einatmung in die drei Atemräume Bauchraum, Brustraum (Flanken) und Schlüsselbeine (Lungenspitzen) zu lenken.

Wirkung auf physiologischer Ebene:

Anregung des Sympathikus, stabilisiert und macht fit und wach

Wirkung auf seelischer Ebene:

Bewusstwerdung der drei Atemräume, vor allem der kreatürlichen und der spirituellen Atmung

! Kontraindikationen: —

Empfohlen bei folgenden Indikationen:

Physiologisch: Zum Erlernen und Unterscheiden der unterschiedlichen Atemräume

Seelisch: Trägheit, Lethargie

2.2.2 Nadi-Shodhana

Reinigung der Nadis auch als Nasenwechselatmung bekannt.

Ausführung:

In einem aufrechten Sitz wird mit der rechten Hand Vishnu-Mudra (rechter Zeigefinger und Mittelfinger sind gebeugt, Daumen und Ring-finger stehen prominent nach außen) einge-nommen. Die rechte Hand wird angehoben, der Ellbogen hat einigen Abstand zum Ober-körper. Zunächst wird durch beide Nasenlö-cher ausgeatmet. Durch das Ansetzen des rechten Daumes unterhalb des Nasenbeines wird das rechte Nasenloch verschlossen und eingeatmet. Anschließend werden beide Na-senlöcher verschlossen, indem das linke Na-senloch unterhalb des Nasenbeines mit dem rechten Ringfinger verschlossen wird. Danach wird rechtsseitig geöffnet und ausgeatmet. Auf ebendieser Seite wird wieder eingeatmet, beide Nasenlöcher werden verschlossen und links wieder geöffnet und ausgeatmet. Es wird immer dort eingeatmet, wo unmittelbar zuvor aus-geatmet wurde.

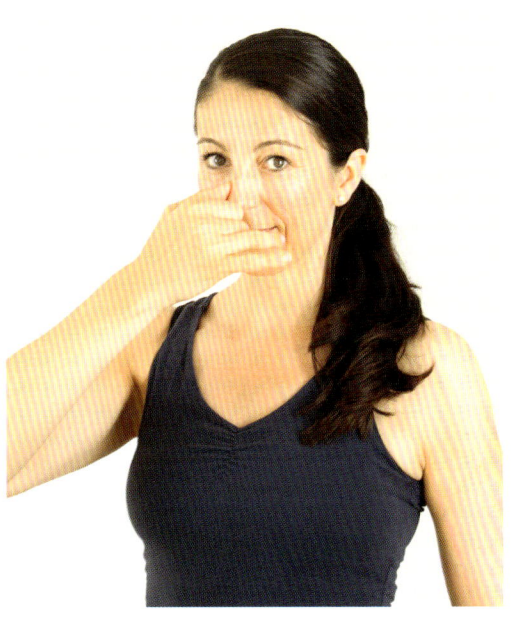

Wirkung auf physiologischer Ebene:

Reinigung der Nasenlöcher bedingen einen freien Atem

Wirkung auf seelischer Ebene:

Ausgleich der beiden Körperhälften, um die innere Balance (wieder) herzustellen

! Kontraindikationen: —

Empfohlen bei folgenden Indikationen:

Physiologisch: Wiederholte Nasennebenhöhlenerkrankung

Seelisch: Innere Unruhe, hohes Stressaufkommen

2.2.3   Ujjayi-Atmung: Die Siegreiche

Ausführung:

Die Ujjayi-Atmung kann in einem aufrechten Sitz erfolgen, um als Ausgang für die Meditation mental zur Ruhe zu kommen. Während des Ausübens von Asanas oder Karanas wird dagegen mittels dieser Technik überprüft inwieweit eine Überforderung stattfindet. Im Fluss mit dieser Atmung zu üben kann zur Meditation in Bewegung führen. In dieser Atmung wird die Stimmritze verengt, um den Atemfluss zu verlangsamen. Man stelle sich vor gegen eine beschlagene Scheibe zu hauchen, ohne jedoch den Mund zu öffnen. Das dadurch entstehende Geräusch erinnert an das sanfte Rauschen der Meeresbrandung. Zunächst wird diese Atemtechnik nur mit der Ausatmung erlernt. Mit zunehmender Praxis kann die Technik auch im Rahmen der Einatmung erlernt werden.

Wirkung auf physiologischer Ebene:

Vertiefte Atmung

Wirkung auf seelischer Ebene:

Mentale Ruhe

❗ Kontraindikationen:

Erkältung, grippaler Infekt

Empfohlen bei folgenden Indikationen:

Erkältungsvorbeugend, besonders Anfänger erlernen diese Atemtechnik besonders schnell mit der Ausatmung, ungleich schwieriger ist diese Technik mit der Einatmung anzuwenden, insofern kann gerade ein Anfänger lernen, seinen Ausatmen dadurch zu betonen

2.2.4   Zwerchfellatmung

oder auch Bauchatmung genannt

Die Bauchatmung korrespondiert mit dem Parasympathikus, dem Teil des Nervensystems, der regeneriert und zur Ruhe bringt. Viele Menschen haben eine flache Atmung bedingt durch das Atmen in den Brustbereich. Die Zwerchfellatmung muss daher häufig erst wieder „erlernt" werden.

Ausführung:

Um den Unterschied zu erfahren zwischen der Bauch- und der Brustatmung eignet sich das Einnehmen der Bauchlage. In dieser werden die Arme oberhalb des Kopfes abgelegt und die Atmung bewusst in den Bauch gelenkt. Die Bauchdecke bewegt sich im Atemrhythmus wie eine Welle, die sich mit der Einatmung ausbreitet. Die Bauchdecke berührt dabei den Boden. Mit der Ausatmung zieht sich die Bauchdecke wieder nach innen zurück.

Wirkung auf physiologischer Ebene:

Vertiefte Ausatmung

Wirkung auf seelischer Ebene:

Mentale Ruhe

! Kontraindikationen: —

Empfohlen bei folgenden Indikationen:

Physiologisch: Kurzer, flacher Atem, Asthma, Hypertonie

Seelisch: Stressinduzierte Erkrankungen

2.3   Modul Mentale Übungen und ihre Bedeutung für die Yogatherapie

Rückzug der Sinne (Pratyahara) und Konzentration (Dharana)

Ziel: Meditation (Dhyana)

Absichtlich wähle ich als Überschrift für dieses Kapitel nicht Meditation. Die vorgestellten Übungen sind Vorschläge, die mit zunehmender Praxis in die Meditation führen können. Ein Anfänger befindet sich mitnichten in der Meditation, bloß weil er in einem Meditationssitz den Atem zu beobachten glaubt. Die Meditation stellt eine Phase höchster Konzentration dar, ohne sich vom Meditationsobjekt durch irgendein Phänomen – sei es außerhalb oder innerhalb des Körpers – ablenken zu lassen. Ergo ist das Ziel des Yoga das Ankommen in der Meditation. Patañjali definiert nicht umsonst bereits im zweiten Satz seiner 195 Sutras, was Yoga bedeutet: „Yogacittavrttiniriodhah" = Yoga ist die Fähigkeit, sich ausschließlich auf einen Gegenstand, eine Frage oder einen anderen Inhalt auszurichten und in dieser Ausrichtung ohne Ablenkung zu verweilen (vgl. „Über Freiheit und Meditation", übertr. v. T. K. V. Desikachar S. 22). Der Weg in die Meditation erfolgt über Pratyahara als Sinnesrückzug, indem der Geist sich auf ein Objekt ausrichtet. Gelingt dieser geistige Rückzug für zwölf Sekunden führt dies auf dem achtgliedrigen Weg Patañjalis auch zunächst einmal in die Konzentration (Dharana). Und wenn Dharana mehr als zwei Minuten vollzogen werden kann, folgt die eigentliche Meditation (Dhyana). Vor diesem Hintergrund eignet sich das Erlernen des Nyasas als Teil Yoga Nidras, das den Rückzug der Sinne par excellence trainiert. Das Nyasa ähnelt dem Körperscan anderer Meditationstraditionen, wie zum Beispiel Vipassana.

Alle vorgestellten Konzentrationsübungen haben gemein, dass körpernah geübt wird. Die Konzentration auf ein Meditationsobjekt liegt also im Körper. Abstrakte Meditationsobjekte eignen sich für Fortgeschrittene mit langjähriger Übungspraxis, die in der Meditation Sicherheit erreicht haben.

2.3.1   Die vier Atemphasen

Um auf körperlicher Ebene die vier Atemphasen bewusst zu erleben eignet sich als Vorübung der Atemkreis und dient nebenbei als Lockerungsübung der Gelenke für einen verbesserten Sitz. Er könnte als Einstiegsübung für ein Übungsprogramm fungieren, woran sich zwei bis drei weitere Übungen auf körperlicher Ebene anschließen. Die Einheit wird mit den vier Atemphasen als Konzentrationsübung abgerundet.

2.3.1.1 Atemkreis

Zum Wahrnehmen der vier Atemphasen: Einatmen, Atemfülle, Ausatmen, Atemleere

1. Rückenlage einnehmen, die Beine liegen lang gestreckt am Boden, die Arme liegen locker neben dem Körper
2. Vollständiger Ausatmen
3. Mit einer Einatmung die Arme kreisförmig entlang des Bodens führen und oberhalb des Kopfes ablegen
4. Die Atemfülle wahrnehmen und die Ausatmung „abwarten"
5. Die Daumen verhaken und mit einer Ausatmung die Arme von hinten nach vorne auf die Oberschenkel ablegen, dabei wird das Kinn sanft zum Brustbein gezogen (der Kopf bleibt jedoch am Boden liegen), der Bauchnabel zieht leicht nach innen und die Fußspitzen werden Richtung Decke gezogen
6. Während des Ablegens der Arme zurück neben den Körper kann die Atemleere wahrgenommen werden

Wichtiger Hinweis: Die Atempausen (Atemfülle und -leere) sollen nicht willentlich herbei geführt werden, sondern sie geschehen automatisch, wenn die Übung unter größter Konzentration, regelmäßig über einen längeren Übungszeitraum ausgeführt wird.

Bei den vier Atemphasen handelt es sich um (1) den Einatem (puraka), (2) die Atemfülle – die Pause mit gefüllter Lunge (antara-kumbhaka), (3) den Ausatem (recaka), (4) die Atemleere – die Pause mit geleerter Lunge (bahya-kumbhaka). Ein Ziel des Pranayama ist folglich, die Atempause am Ende des Ausatems wahrzunehmen, das sogenannte kevala-kumbhaka. Das ist dann die unwillentliche Atemstille, die durch fortgeschrittene Praxis erzielt werden kann.

Für die Konzentration auf den Atem eignet sich die Betrachtung der vier Atemphasen in besonderer Weise, weil der Geist dadurch vier Anker erhält, um in der Konzentration zu verweilen und nicht abzuschweifen. Bevor die „Vier-Phasen-Atmung" geübt wird, muss die Zwerchfellatmung beherrscht werden, um die Regeneration über den Parasympathikus zu erzielen. Eine Brustatmung hat zur Folge, dass der Teilnehmer kurzatmig wird oder gar hyperventiliert, wodurch keine innere Ruhe im Üben erfolgen kann.

Während des Ausführens der Übung gilt es, den Teilnehmer genau zu beobachten. Wenn der Oberkörper schwankt und der Kopf nach vorne kippt, wird keine innere Aufmerksamkeit mehr vorhanden sein. Wenn dieser Zustand erst einmal erreicht ist, wird eine fortlaufende

Konzentration unmöglich sein. Der Teilnehmer versucht nur noch, sich wach zu halten, was der Konzentrationsübung zuwider läuft. Aus diesem Grund sollten die einzelnen Atembeobachtungsphasen nicht zu lange dauern.

Nicht außer Acht gelassen werden darf, dass die aufgeführten Schritte Hilfsmittel, also geistige Anker sind, um dem Ziel der reinen Atembeobachtung näher zu kommen, die die Atemleere am Ende der Ausatmung zum Ziel hat.

Im Yoga heisst es nicht umsonst, dass die Gedanken mit der Einatmung entstehen und mit der Ausatmung losgelassen werden.

Ausführung der vier Atemphasen:
Ein aufrechter Sitz analog zur Yoga-Vollatmung wird gewählt.

(1)   Zunächst wird der Teilnehmer des Atems gewahr, ohne auf diesen einzuwirken. Wo im Rumpf ist vermehrt Atemaktivität zu spüren und in welcher Qualität? Das heisst ist der Atem ruhig und gleichmäßig oder eines davon oder eher holprig und unruhig. Diese Unterscheidung gilt es zunächst wahrzunehmen, ohne den Atem verändern zu wollen, denn die Beobachtung des Atems kann bereits dazu führen, dass sich dieser beruhigt und verfeinert.

(2)   Im Rahmen dieser Beobachtung die Konzentration verfeinern, indem nach der Einatmung die Atemfülle und nach der Ausatmung die Atemleere wahrgenommen wird, so dass der Teilnehmer bereits jetzt die vier Phasen seines Atems beobachten kann. Ein ganz wichtiger Hinweis ist, die Pausen nicht willentlich einzuleiten, sondern zu versuchen, diese für einen kurzen Moment (kann weniger als eine Sekunde sein) zu erspüren.

(3)   Übende, die Ujjayi gut beherrschen, bleiben in der Beobachtung des Vier-Phasen-Atems und verlängern mit der Ujjayi -Atemtechnik die Ein- und Ausatmung, wodurch die Pausen dazwischen noch besser ins Bewusstsein gebracht werden können.

(4)   Wer Ujjayi nicht beherrscht, überspringt Punkt drei und gibt dem Atem einen Zähl-Rhythmus, der beruhigt: Auf drei zählend einatmen, auf zwei zählend Atemfülle, auf fünf zählend ausatmen, auf zwei zählend Atemleere.

(5)   Zählen einstellen und den Atem beobachten so wie er kommt und geht.

Die einzelnen Phasen sollten schrittweise erarbeitet werden. Für einen Anfänger kann dies bedeuten, dass jede Phase nicht länger als zwei bis drei Minuten erfolgt und singulär für einen festgelegten Zeitraum geübt wird. Je fortgeschrittener ein Übender ist, desto mehr Schritte können vollzogen werden, wodurch sich die jeweiligen Phasen zunächst verkürzen sollten. Mit zunehmender Praxis können diese Phasen zeitlich wieder ausgeweitet werden. Ein kurzes Shavasana im Anschluss eignet sich, um den Körper zu entspannen und die Wirkung auf den Geist zu erleben.

2.3.2   Atem zählen

Das Zählen des Atems dient ebenso wie in der vorhergehenden Übung dem Ziel der reinen Atembeobachtung. Auch für diese Technik muss die Zwerchfellatmung beherrscht werden. Je nach Tageszeit kann diese Übung zu Beginn einer Einheit (kürzer gehalten) oder zum Abschluss einer Einheit (im Rahmen einer Meditation) erfolgen.

Ausführung:
Ein aufrechter Sitz analog zur Yoga-Vollatmung wird gewählt.

(1)   Zunächst wird der Teilnehmer des Atems gewahr, ohne auf diesen einzuwirken. Wo im Rumpf ist vermehrt Atemaktivität zu spüren und in welcher Qualität? Das heißt, ist der Atem ruhig und gleichmäßig oder eines davon oder eher holprig und unruhig. Diese Unterscheidung gilt es zunächst wahrzunehmen, ohne den Atem verändern zu wollen, denn die Beobachtung des Atems kann bereits dazu führen, dass sich dieser beruhigt und verfeinert.

(2)   Zählen des Atems und dabei die Bauchatmung beobachten, d. h. wie mit der Einatmung (EA) die Bauchdecke sich leicht nach vorne wölbt und wie mit der Ausatmung (AA) der Bauchnabel sanft nach innen zieht, ohne die Bewegung willentlich zu beeinflussen: EA – 1, AA – 2, EA – 3, AA – 4, EA – 5, AA – 4, EA – 3, AA – 2, EA – 1, etc. Mit jedem geistigen Abschweifen wird das Zählen von vorne begonnen – unabhängig davon, wie weit man gekommen ist.

(3)   Stellt sich trotz des Zählens keine Konzentration ein, kann man sich alternativ zur Beobachtung der Bauchatmung, die jeweilige Zahl vor dem inneren Auge vorstellen.

(4)   Zählen einstellen und den Atem beobachten so wie er kommt und geht.

Ein kurzes Shavasana im Anschluss eignet sich, um den Körper zu entspannen und die Wirkung auf den Geist zu erleben.

2.3.3   Nyasa (aus Yoga Nidra)

Platzierung, Markierung – diese Übung sollte eine Stunde abschließen.

Ausführung:

Shavasana (vgl. 2.1.7 Konzeptunabhängige Haltung) wird entsprechend den körperlichen Restriktionen des Übenden eingenommen: Ansage des Therapeuten an die Shavasana-Ansage (ohne Ansage, dass die Bauchatmung beobachtet werden möge):

(1)   Nachdem du nun alle Anspannungen losgelassen hast, überprüfe, ob du deine Rückenlage justieren möchtest. Beachte, dass innerhalb des Nyasas keinerlei Bewegung erfolgen sollte, um dich ganz und gar auf die Ansage konzentrieren zu können. Beachte darüber hinaus, dass manchmal im Nyasa eine Stelle plötzlich zu jucken beginnt – widerstehe diesem Impuls nachzugehen. Dieses sind deine Sinne, die dich ganz subtil von der Konzentration abzulenken versuchen. Der „Juckreiz" verschwindet ebenso schnell, wie er gekommen ist. Sollten Geräusche innerhalb oder außerhalb deines Körpers auftauchen, nimm diese einmal bewusst wahr und kehre dann direkt wieder zurück zu dem jeweiligen Körperteil.

(2)   Ich werde nun langsam von 10 auf 1 runter zählen – dabei stellst du dir mit jeder Zahl eine Treppenstufe vor, die du entweder innerlich gehst, um noch mehr zur Ruhe zu kommen, oder du gehst die Treppenstufen einer großen, weiten Treppe hinunter, die dich an deinen Lieblingsplatz führen, zum Beispiel auf eine Bank im Garten oder an einen Platz am Meer. 10, 9, 8, 7, 6, 5, 4, 3, 2, 1: Du bist jetzt auf einer tieferen, entspannteren Ebene. Nimm jetzt insbeondere die Bauchatmung und damit einhergehend den Ausatem wahr, um innerlich noch mehr loszulassen (ca. eine Minute wird der Teilnehmer seiner Bauchatmung überlassen).

(3)   Meine Stimme führt dich durch diese Übung – wiederhole innerlich das von mir zuvor Gesagte:

  • Lenke deine Aufmerksamkeit auf deine rechte Körperseite, deine rechte Hand, deinen rechten Daumen: rechter Daume, Zeigefinger, Mittelfinger, Ringfinger, kleiner Finger, Handfläche, Handrücken, Handgelenk, die ganze rechte Hand. Rechter Unterarm, Ellenbogen, Oberarm, rechte Schulter, Schultergelenk, Achselhöhle. Rechte Seite des Brustkorbs, Rippen, Taille, rechte Beckenhälfte, rechtes Hüftgelenk, die Organe der rechten Brust- und Bauchseite. Rechter Oberschenkel, Kniegelenk, Unterschenkel, rechtes Sprunggelenk, rechter Fuß, Ferse, Fußsohle, Fußrücken, großer Zeh, zweiter

Zeh, dritter Zeh, vierter Zeh, kleiner Zeh. Die ganze rechte Körperseite, nimm die ganze rechte Körperseite wahr.

- Analog dazu erfolgt die linke Körperseite.
- Gehe mit deiner Aufmerksamkeit zur Körperrückseite: Fersen, Waden, Kniekehlen, Oberschenkelrückseiten, Gesäß, unterer Rücken, der ganze Rücken, Schulterblätter, Rückseite beider Oberarme, Ellenbogen, Unterarme, Handrücken, Finger, Nacken, Hinterkopf. Nimm die ganze Körperrückseite wahr, nimm die ganze Körperrückseite wahr.
- Gehe über den Scheitel mit deiner Wahrnehmung zur Körpervorderseite. Stirn, Augenbrauen, Augen, Nase, Oberkiefer, Ohren, Unterkiefer, Oberlippe, Unterlippe, der Raum zwischen den Lippen, Kinn – das ganze Gesicht, der ganze Kopf. Schlüsselbeine, Vorderseite beider Oberarme, Ellbogenbeugen, Vorderseite Unterarme, Handflächen, Finger. Brustbereich, Oberbauch, Bauchnabel, Unterbauch, Vorderseite beider Oberschenkel, Kniescheiben, Schienbeine, Fußrücken. Nimm die ganze Körpervorderseite wahr, nimm die ganze Körpervorderseite wahr. Nimm den ganzen Körper wahr, nimm den ganzen Körper wahr.

Der Übende bleibt hier bis zu 30 Sekunden.

(4) Daran anschließend *kann* erneut die Bauchatmung für einen Zeitraum von ein bis fünf Minuten als Konzentrations- und/oder Meditationsübung entsprechend der Ansage von Punkt (2) wahrgenommen werden.

(5) Ich werden nun langsam von 1 bis 10 zählen und damit kehrst du zurück in diesen Raum. 1, 2, 3, 4, 5, 6, 7, 8, 9, 10: Komme nun zurück in diesen Raum und vertiefe deinen Einatem und somit die Brustatmung, bewege die Gelenke von klein nach groß, strecke dich, recke dich, gähne und seufze. Schüttele die Arme und Beine einmal kräftig aus und komme dann in deiner eigenen Zeit über die rechte Seite zum Sitzen.

Konzentration kann zum Beispiel über den Weg der Atemlenkungen erlernt werden, die im Folgenden vorgestellt werden.

2.4   Besondere Zielgruppen

2.4.1   Zielgruppe „Psychosomatische Störungen" mit Hilfe von Atemlenkungsübungen

Atemlenkungsübungen eignen sich für Menschen mit psychosomatischen Störungen, die sich in allen Berufsgruppen und sozialen Schichten finden. Sie klagen über Rücken- oder Kopfschmerzen oder Darmprobleme oder ähnliches – organische Befunde liegen selten zugrunde. Bei manchen Fällen von Rückenschmerzen gehen bisweilen Bandscheibenvorfälle voraus. Die Schmerzen können sich im Körper manifestieren, obwohl der Vorfall bereits ausgeheilt ist. In viel mehr Fällen spielt dagegen Stress eine Rolle. Die Gesellschaft lehrt uns, mit gleichen Ressourcen immer mehr zu leisten, den Akku auf Dauerspannung zu stellen, ohne sich zu erlauben, auch nur einmal Mal wieder herunterzufahren. Der einzige Zeitpunkt zur Entspannung scheint der Schlaf zu sein, und wen wundert es, dass er sich gerade dann nicht einstellt, wenn der Stress am Größten ist. „Ich kann gar nicht entspannen", ist ein gern geäußerter Satz von Personengruppen, die rund um die Uhr arbeiten und entspannte Menschen als geradezu verdächtig empfinden, die offensichtlich nichts zu tun haben. Abends „entspannen" sie gerne vor dem Fernseher oder mit einem Glas Rotwein – dass diese Verhaltensweise dem Körper noch mehr zusetzt ist ihnen offensichtlich nicht bewusst.

Ob eine Situation als stressig empfunden wird, hängt vom jeweiligen Menschentyp ab. Es gibt Situationen im Leben mancher Menschen, die als sehr stressig empfunden werden, wohingegen andere die exakt selbe Situation als Anreiz sehen, diese zu meistern. Demzufolge wird zwischen dem positiven Stress, dem sogenannten Eustress und dem negativen Stress, dem Distress unterschieden. Erst genannter mobilisiert kurzfristig Energien, um mit einer herausfordernden Situation umzugehen, zum Beispiel einen Marathon zu laufen oder eine Rede zu halten. Kritisch wird es, wenn Stress über einen längeren Zeitraum anhält. Im Körper wird in solchen Phasen Kortisol ausgeschüttet, das mittels Rezeptoren im Hippocampus reguliert wird, um eine Überschwemmung des Gehirns mit Kortisol zu unterbinden. Kommt es zu chronischem Stress sind die Rezeptoren nicht mehr Herr der Lage, wodurch Gewebeschäden im Hippocampus entstehen können (vgl. fünftes Kapitel „Anatomie", Gehirn und Nervensystem). Daraus können chronische bzw. psychosomatische Krankheiten resultieren. Menschen mit diesen Störungen fühlen sich aufgrund eines fehlenden organischen Grundes häufig nicht ernst genommen und allein gelassen. Die Yogatherapie mit ihren vielfältigen Möglichkeiten kann Abhilfe schaffen, zum Beispiel durch die Technik der Atemlenkung. Mit deren Hilfe wird aktiv in das Atemgeschehen eingegriffen. Auf diese Weise wird die Gedankentätigkeit beruhigt und ein vertieftes Ausatmen kann entstehen. In beiden Fällen meldet der Vagusnerv die entsprechenden Veränderungen an das Gehirn bzw. umgekehrt an das Immunsystem zurück (vgl. fünftes Kapitel „Anatomie" Wechselwirkung Gehirn und Immunsystem).

Der Atem gilt im Yoga als die Brücke zwischen Körper und Seele. Mit Atemlenkung wird der Sinnesrückzug (Pratyahara) geübt, der zu höchster Konzentration führen kann. Mit zunehmender Praxis kann über diese Technik der Weg in die Meditation geebnet werden. Die Atmung als Bindeglied zwischen Körper und Geist funktioniert ähnlich wie der Vagusnerv als Vermittler zwischen Körperfunktionen und Gehirn. Durch regelmäßig durchgeführte Atemlenkungen werden die Gehirn- und Körperaktivitäten wieder in Einklang gebracht, wodurch psychosomatische Störungen reduziert werden können. Der Einatmen betont die Brustatmung, folglich den Sympathikus – der Ausatmen betont die Bauchatmung, also den Parasympathikus. Das vegetative Nervensystem besteht aus den Antagonisten Sympathikus und Parasympathikus, die sich in ihrer Aktivität die Waage halten sollten. Der sympathische Anteil korrespondiert mit der Mobilisierung, der parasympathische Anteil mit der Konservierung von Energie. Menschen, die häufig in die Brust atmen, können häufig gar nicht mehr automatisch in den Bauch atmen, sie haben es schlichtweg „verlernt".

Durch eine regelmäßige Praxis stärken die Atemübungen die Selbstwirksamkeit des Übenden. Im Alltag kann wahrgenommen werden, wenn Stress entsteht und der Atem abflacht. Darauf kann mit einer vertieften Atmung, basierend auf erlernten Yoga-Atemtechniken, reagiert werden, wodurch eine Beruhigung des Nervensystems erfolgen kann.

Nicht vergessen werden darf jedoch, dass Menschen mit diesen Störungen häufig keinen Kontakt mehr zum eigenen Körper besitzen und körperliche Warnsignale gar nicht bemerken. Es versteht sich daher von selbst, dass ein Übungsprogramm gleichermaßen aus Körper- und Atemlenkungsübungen bestehen sollte. Die Körperübungen sollten überwiegend statischer Natur sein, um den Körper wahrnehmen zu können. Dynamische Bewegungsabläufe eignen sich ausschließlich für den Einstieg, um die Gelenke zu mobilisieren (vgl. 2.1.8 Dynamische Bewegungsabläufe: Karanas ab Seite 63). Ein Beginn in der Rückenlage gibt Sicherheit, weil der Kontakt zum Boden innere und äußere Stabilität vermittelt. Ein adäquater Einstieg könnte zum Beispiel über den Atemkreis erfolgen (vgl. 2.3.1.1 Pranayama, Seite 81).

Die Atemübungen des Moduls „Pranayama" und diese Atemlenkungen bedingen sich gegenseitig. Das eine sollte nicht ohne Kenntnis und Übungspraxis des anderen durchgeführt werden. Viele der unten aufgeführten Atemlenkungen folgen dem Prinzip des Vier-Phasen-

Atems und Nadi Shodanahs (vgl. 2.2 Modul Pranayama). Aus diesem Grund sollte der Übende zunächst mit beiden Atemtechniken vertraut sein.

Im Meditationssitz oder in der Rückenlage angekommen wird jedoch zunächst vom Therapeuten beobachtet, in welche Atemräume geatmet wird. Nach der Praxis wird erfragt, wie es dem Übenden ergangen ist. Wenn ein Übender primär in den Brustbereich atmet, kommt er nicht zur Ruhe. Er wird möglicherweise rückmelden, dass er sich kurzatmig gefühlt hat, manche sagen sogar, sie seien kurz vor der Hyperventilation gewesen – in solchen Fällen ist das schrittweise Einüben der Zwerchfellatmung (vgl. 2.2 Modul Pranayama) ein MUSS! Vielen Menschen fällt das Erlernen der Zwerchfellatmung auf körperlicher Ebene leichter bevor sie im Sitzen diese Form der Atmung durchführen. Folgendes, einfaches Übungsprogramm dient dem Erkennen zwischen Brust- und Bauchatmung.

(1) Käferhaltung

- Die Rückenlage einnehmen, die Füße vor dem Becken aufstellen und die Knie auseinander fallen lassen, die Fußsohlen berühren sich, die Fußaußenkanten liegen am Boden
- Um die Brustatmung wahrzunehmen, werden die Arme oberhalb des Kopfes abgelegt, die den Kopf umrahmen
- Um die Bauchatmung wahrzunehmen, werden die Arme locker neben dem Körper abgelegt

(2) Bauchpressenhaltung

- Die Rückenlage einnehmen, die Hände liegen auf den Knien und ziehen diese zum Bauch heran (vgl. 2.1.7 Konzeptunabhängige Haltungen Apanasana)
- Zur Wahrnehmung der Brustatmung wird das Kinn angehoben und Richtung Knie gezogen
- Zur Wahrnehmung der Bauchatmung wird die Stirn Richtung Knie gezogen.
  Vorausgesetzt, dass der Übende nun zwischen Brust- und Bauchatmung differenzieren kann, wird ihm die folgende Sitzhaltung angeboten, um den Unterschied nun im Sitzen (als Ausgangshaltung vieler Atemlenkungen) zu erfahren.

(3) Sitzhaltung

- Wenn die Beine an den Körper gezogen werden, wird die Brustatmung bewusst
- Auf einer erhöhten Unterlage, wie zum Beispiel auf einem dicken Kissen oder auf einem Meditationsbänkchen, werden die Leisten losgelassen, wodurch die Bauchatmung bewusst werden kann (vgl. 2.2 Modul Pranayama Sitz aus Yoga-Vollatmung).

Im Rahmen eines Übungsprogrammes können Atemlenkungen am Anfang oder am Ende stehen, was sich aus dem Charakter des Übenden und der Tageszeit ergibt. Atemlenkungen am Schluss zu üben bietet sich abends mit anschließender Kontemplation im Shavasana und bei besonders lebhaften Menschen an, die erfahrungsgemäß mittels eines am Körper ausgerichteten Programmes zunächst zur Ruhe kommen sollten.

Unmittelbar vor einer Atemlenkung kann Nadi Shodanah geübt werden. Mittels dieser Technik wird aus physiologischer Sicht die Basis für einen befreiten und vertieften Atem geschaffen. Darüber hinaus werden die Nasennebenhöhlen gereinigt.

Die Auflistung der Übungen ist willkürlich gewählt. Pro Übungseinheit sollte nicht mehr als eine Atemlenkung erfolgen.

1. Nadi Shodanah

(vgl. 2.2 Modul Pranayama, Seite 77) ohne die Handhaltung Vishnu Mudra – die Nasenwechselatmung wird nur in der Vorstellung geübt.

(1)   In der Vorstellung wird zunächst über beide Nasenflügel ausgeatmet

(2)   Über linken Nasenflügel in der Vorstellung einatmen

(3)   Atemfülle wahrnehmen

(4)   In der Vorstellung über rechten Nasenflügel ausatmen

(5)   Atemleere wahrnehmen

(6)   Wieder über rechten Nasenflügel einatmen

(7)   Atemfülle wahrnehmen

(8)   In der Vorstellung über linken Nasenflügel ausatmen

(9)   Über linken Nasenflügel wieder einatmen

Weiter ausführen bis die Konzentration nachlässt. Beendet wird, indem über den linken Nasenflügel ausgeatmet wird. Kontemplation der Atmung.

Diese Übung dient der Vorstellungskraft und vermittelt die vier Atemphasen.

2. Atembogen mit Ausatmung von Nase zum Hüftgelenk und mit Einatmung wieder zurück (Rückenlage oder Sitz)

Die Sitzposition erfolgt analog zu obiger Beschreibung bzw. eine bequeme Rücklage kann alternativ eingenommen werden.

(1)   Vollständig ausatmen, einatmend Nase wahrnehmen

(2)   Ausatmend den Atem in der Vorstellung vom linken Nasenloch zum linken Hüftgelenk fließen lassen (in der Atemleere zur linken Hüfte spüren)

(3)   Einatmend den Atem vom linken Hüftgelenk zurück zum linken Nasenloch fließen lassen (in Atemfülle den bewussten Wechsel von einem zum anderen Nasenloch vollziehen)

(4)   Ausatmend den Atem vom rechten Nasenloch zum rechten Hüftgelenk fließen lassen (in der Atemleere zur rechten Hüfte spüren)

(5)   Einatmend den Atem in der Vorstellung vom rechten Hüftgelenk zurück zum rechten Nasenloch fließen lassen (in Atemfülle den bewussten Wechsel von einem zum anderen Nasenloch vollziehen)

Es wird immer dort eingeatmet wo zuvor ausgeatmet wurde. Auch in dieser Übung können die Atempausen mit einbezogen werden (siehe Klammern). Die Übung wird so lange geübt, wie die Konzentration bewahrt werden kann.

(6)   Beenden, wenn vom linken Hüftgelenk zum linken Nasenflügel geatmet wird

(7)   Mit einer Ausatmung über beide Nasenlöcher den Atem nach unten ausströmen lassen

Alternativ kann im kleinen Atembogen in der Vorstellung von der Stirn zum linken Nasenflügel ausgeatmet und vom linken Nasenflügel zurück zur Stirn eingeatmet werden. In der Atemfülle wird zum Stirnraum gespürt. Analog wird zur rechten Nasenseite ein- und ausgeatmet. Der Ablauf erfolgt nach obigem Prinzip.

3. Atemlenkungen über Stirnraum oder drittes Auge

Eine aufrechte Sitzhaltung mit Mediationshocker oder -kissen wird eingenommen, wodurch eine aufgerichtete Wirbelsäule ermöglicht wird, durch die die Energie ungehindert strömen kann. Durch diese Sitzhaltung wird die Voraussetzung für die Yoga-Vollatmung geschaffen, die Bauch-, Brust- und Schlüsselbeinatmung.

(1)   Aufmerksamkeit auf den Stirnraum oder das dritte Auge lenken und mit einigen Atemzügen in der Vorstellung dort verweilen – sich des Stirnraumes bewusst werden

(2)   Vollständige Ausatmung und mit einer Einatmung des Stirnraumes nochmals gewahr werden

(3)   In der Vorstellung den Atem ausatmend vom linken Stirnraum entlang des linken Armes in die linke Handfläche, die nach oben weist, fließen lassen

(4)   In der Atemfülle die Handfläche nach unten auf den Oberschenkel drehen

(5)   Einatmend den Atem in der Vorstellung entlang des linken Armes, über den linken Stirnraum zur Mitte des Stirnraumes fließen lassen

(6)   In der Atemfülle den Stirnraum wahrnehmen und gleichzeitig eine sanfte Faust mit der linken Hand formen

(7)   Ausatmend den Atem in der Vorstellung vom rechten Stirnraum entlang des rechten Armes in die rechte Handfläche, die nach oben, weist fließen lassen (analog zur linken Seite)

(8)   In der Atemfülle die rechte Handfläche nach unten auf den Oberschenkel drehen

(9)   Mit einer Einatmung den Atem entlang des rechten Armes, über den rechten Stirnraum zur Mitte des Stirnraumes fließen lassen (analog zur linken Seite)

(10) In der Atemfülle Stirnraum wahrnehmen, sanfte Faust mit der rechten Hand ausführen und gleichzeitig die linke Faust öffnen, wobei die Handfläche nach oben zeigt

(11) In der Vorstellung den Atem über den linken Arm in die linke Handfläche fließen lassen und so weiter
Es wird immer dort eingeatmet, wo zuvor ausgeatmet wurde. Diese Atemlenkung wird so lange ausgeführt, wie die Konzentration bewahrt werden kann.

(12) Beenden, indem in der Vorstellung der Atem einatmend über den linken Arm zurück in die Mitte des Stirnraumes fließt

(13) Beide Fäuste öffnen und die Handflächen nach oben zeigen lassen. Ausatmend den Atem in der Vorstellung über beide Arme in die nach oben weisenden Handflächen gleichzeitig ausfließen lassen

(14) Kontemplation im Stirnraum

Alternativ steht die Rückenlage zur Disposition, wobei diese Haltung zu Müdigkeit führen kann; in der Rückenlage wird die nach oben weisende Handfläche in der Atemleere nach unten flach zum Boden hin abgelegt (vgl. Atemlenkung über den Herzraum im Liegen).

4. Atemlenkung über Herzraum im Liegen

(die Handhaltungen erfolgen analog zur Atemlenkung über Stirnraum).

Eine bequeme Rückenlage einnehmen, die Arme liegen in Herzhöhe, die Handflächen weisen nach oben.

(1)   Die Aufmerksamkeit auf den Herzraum lenken und dort mit einigen Atemzügen in der Vorstellung verweilen, um sich des Herzraumes bewusst zu werden.

(2)   Vollständige Ausatmung

(3)   Einatmend in der Vorstellung zum Herzen spüren

(4)   Ausatmend den Atem in der Vorstellung vom Herzen durch die linke Schulter, durch den linken Arm in die linke, nach oben weisende Handfläche fließen lassen

(5)   In der Atemfülle linke Handfläche nach unten auf den Boden drehen

(6)   Einatemend den Atem in der Vorstellung durch den linken Arm, durch die linke Schulter zum Herzen zurück fließen lassen

(7)   In der Atemfülle Herzraum wahrnehmen, lockere Faust mit der linken Hand ausführen

(8)   Ausatmend den Atem in der Vorstellung vom Herzraum durch die rechte Schulter, durch den rechten Arm in die rechte, nach oben weisende Handfläche fließen lassen

(9)   In der Atemfülle rechte Handfläche nach unten auf den Boden drehen

(10) Einatmend den Atem in der Vorstellung durch den rechten Arm, durch die rechte Schulter zum Herzraum zurück fließen lassen

(11) In der Atemfülle Herz wahrnehmen, lockere Faust mit der rechten Hand formen und gleichzeitig die linke Faust öffnen und die linke Handfläche nach oben weisen lassen

(12) Ausatmend den Atem in der Vorstellung durch die linke Schulter, den linken Arm in die linke Handfläche fließen lassen und so weiter.

Es wird immer dort eingeatmet, wo zuvor ausgeatmet wurde. Diese Atemlenkung wird so lange ausgeführt, wie die Konzentration bewahrt werden kann.

(13) Beenden, indem in der Vorstellung der Atem einatmend durch den linken Arm, die linke Schulter zur Mitte des Herzraumes fließt

(14) Beide Handflächen weisen nun nach oben. In der Vorstellung den Atem mit einer Aus-atmung gleichzeitig durch beide Schultern und Arme in beide Handflächen ausfließen lassen

(15) Kontemplation im Herzen, dazu die Arme neben den Körper zurücklegen

Diese Atemlenkung kann insbesondere nach dem Üben vom Konzept 2.1.4 Seitneigung / Flankendehnung am Schluss einer Sequenz erfolgen.

In den Atemlenkungen über Stirn- und Herzraum kann ausschließlich mit den zwei Atem-phasen Ein- und Ausatmung gearbeitet werden. Dies erfordert weniger Konzentration. Durch regelmäßiges Praktizieren kann die Übung zur obigen Form erweitert werden. Wird in der verkürzten Form geübt, werden die Hände nicht zu Fäusten geformt, sondern es findet nur ein Drehen der Handflächen nach oben oder unten statt.

5. Atemlenkung entlang der Wirbelsäule

Einrichten in einen aufrechten Sitz der Wahl oder in eine angenehme Liegeposition.

(1)   Wahrnehmung der Wirbelsäule

(2)   Aufmerksamkeit auf das Steißbein lenken, das untere Ende der Wirbelsäule

(3)   In der Vorstellung den Atem einatmend vom Steißbein, über die Kreuzbeinplatte, den unteren Rücken (LWS), den oberen Rücken (BWS), die Halswirbelsäule (HWS) bis zur Schädelbasis (dem oberen Ende der Wirbelsäule) lenken

(4)   In der Vorstellung ausatmend diesen Weg wieder zurück zum Steißbein verfolgen und so weiter

Fortgeschrittene teilen ihre Wirbelsäule in Abschnitte ein, wodurch erhöhte Konzentrationsfä-higkeit gefordert ist:

(1)   Mit einer Einatmung den Atem vom Steißbein, der Kreuzbeinplatte, der LWS bis zur Mitte der BWS fließen lassen

(2)   In der Vorstellung mit einer Ausatmung in der Mitte der BWS verweilen

(3)   Mit der nächsten Einatmung den Atem von der Mitte der BWS, der HWS bis zur Schädel-basis lenken

(4)   In der Vorstellung mit der Ausatmung an der Schädelbasis verweilen, Einatmung

(5)   Mit der nächsten Ausatmung den Weg zurück zur Mitte der BWS verfolgen

(6)   Mit einer Einatmung in der Vorstellung in der Mitte der BWS verweilen

(7)   Mit der nächsten Ausatmung den Atem ab Mitte BWS, über die LWS, die Kreuzbeinplatte zum Steißbein zurück lenken und so weiter

Diese Übung kann unendlich lang verfeinert werden, indem die Wirbelsäule in immer „kleinere" Etappen aufgeteilt wird, wodurch immer mehr Konzentration erfordert wird.

6. Atemlenkung Beckenboden, Wirbelsäule (Sitz)

Ein aufrechter Sitz wird eingenommen.

(1)   Mit einigen Atemzügen des Beckenbodens gewahr werden

(2)   In der Vorstellung mit einer Einatmung am Platz verwurzeln (einen Baum oder eine Blume vor dem inneren Auge assoziieren)

(3)   In der Atemfülle wird der Beckenboden aktiviert, indem der Anus nach innen oben gezogen wird

(4)   In der Vorstellung den Atem mit einer Ausatmung entlang der Wirbelsäule nach oben fließen lassen (vor dem inneren Auge den Stengel einer Blume oder eines Baumstammes vorstellen, der nach oben wächst); dabei bleibt der Beckenboden aktiv

(5)   In der Vorstellung in der Atemleere den Blütenstand einer Blume oder eines blühenden Baum vorstellen, der sich oberhalb des Kopfes entfaltet; Lösen des Beckenbodens

Mit der nächsten Einatmung erneut die Verwurzelung nach unten Richtung Boden vollziehen und die Übung fortführen bis die Konzentration nachlässt. Beendet wird über Nummer (5). Die Kontemplation erfolgt, indem der Beckenboden wahrgenommen wird.

Mechanisch wird normalerweise so eingeatmet, dass sich der Brustkorb hebt, wodurch die Vorstellung des nach oben ziehenden Einatmens erleichtert wird. Die Schwierigkeit der Übung liegt also darin, dass die Vorstellungskraft vorhanden sein muss, die Ausatmung nach oben und die Einatmung nach unten zu lenken. Diese Übung eignet sich demzufolge für Fortgeschrittene oder für Übende, die sich weiterentwickeln wollen.

7. Atemlenkung um das Wurzelchakra (Sitz)

Ein aufrechter Sitz wird eingenommen.

Den Beckenboden mit einigen Atemzügen bewusst werden lassen. In diesem Bereich ein aufgestelltes Quadrat vorstellen, welches sich zwischen Beckenboden und Beckenknochen befindet. Dieses Quadrat wird mit den vier Atemphasen Einatmung, Atemfülle, Ausatmung, Atemleere „umatmet".

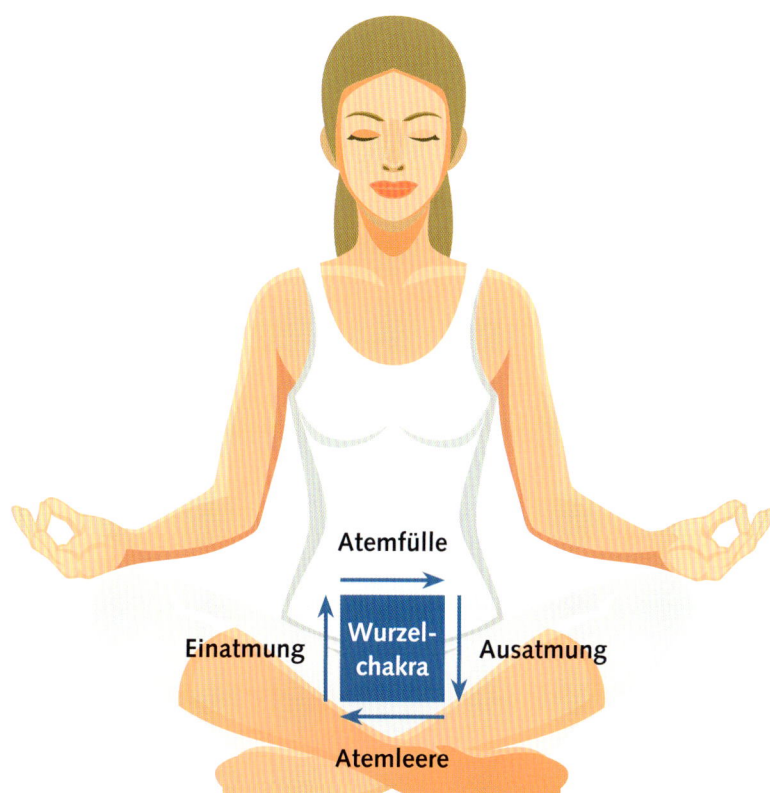

(1) Eine imaginäre Linie (des Quadrates) vom rechten Beckenboden zum rechten Beckenknochen vorstellen, dieser Linie entlang einatmen

(2) Eine imaginäre Linie (des Quadrates) vom rechten Beckenknochen zum linken Beckenknochen vorstellen; In der Atemfülle die Vorstellung entwickeln, diese Linie entlang zu wandern

(3)   Eine imaginäre Linie (des Quadrates) vom linken Beckenknochen zum linken Beckenboden vorstellen, dieser Linie entlang ausatmen

(4)   Eine imaginäre Linie (des Quadrates) entlang des Beckenbodens von links nach rechts vorstellen; In der Atemleere die Vorstellung entwickeln, diese Linie entlang zu wandern und so weiter

Die Atemlenkung wird durchgeführt, so lange die Konzentration erhalten bleiben kann. Geendet wird, indem die Quadratlinie entlang des Beckenbodens von links nach rechts in der Vorstellung gezogen wird, um das Quadrat zu vollenden.

(5)   Kontemplation im Beckenboden

8. Atemlenkung über Beine in Viparita Karani – der Umkehrhaltung

In der Rückenlage wird das Becken erhöht durch ein Kissen, einen Klotz, eine zusammengefaltete Decke o. ä. Wenn die Beine Richtung Decke genommen werden und diese zittern, muss das Becken wesentlich erhöht werden, z. B. durch ein Meditationskissen. Alternativ können die Beine gegen eine Wand lehnen, dabei sollte das Becken nicht zu weit von der Wand entfernt sein. Die Arme liegen mit wenig Abstand vom Rumpf entfernt, die Handflächen weisen nach oben.

(1)   In der Vorstellung den Raum oberhalb der Füße wahrnehmen

(2)   In der Vorstellung den Atem einatmend durch die Beine fließen lassen (EA)

(3)   In der Atemfülle den Beckenboden wahrnehmen (Fülle)

(4)   In der Vorstellung den Atem ausatmend durch den Oberkörper, den Kopf fließen lassen (AA)

(5)   In der Atemleere den Raum oberhalb des Kopfes wahrnehmen (Leere)

Im Rahmen eines Zwischenatmens in der Vorstellung zurück zum Raum oberhalb der Füße gehen. Geendet wird mit Nummer (5).

Anschließend werden die Beine am Boden abgelegt und der mentale Raum wird wahrgenommen.

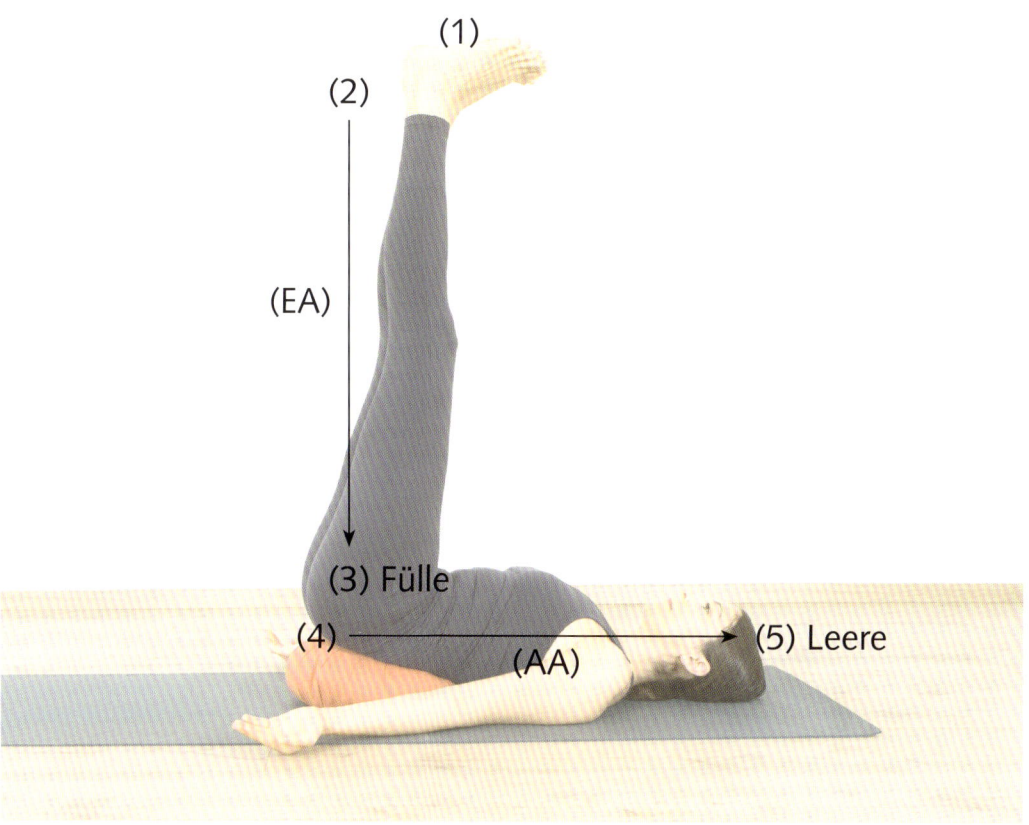

2.4.2   Zielgruppe „Yoga für Senioren"

Aufgrund der Ganzheitlichkeit eignet sich Yoga insbesondere für die Zielgruppe „Senioren". Yoga verbessert die Mobilität, die eigene Statik, die Vernetzung der Gehirnhälften und kann darüber hinaus blutdrucksenkend wirken. Insbesondere Bluthochdruck ist nämlich ein Phänomen der älteren Generation – mehr als 70 % der 70-jährigen sind davon betroffen. Bluthochdruck kann zahlreiche Konsequenzen haben, wie Herzkammerflimmern mit der Folge Herzinfarkt oder Schlaganfall oder periphere Verschlusserkrankungen, um nur die Spitze des Eisberges zu benennen. In der von Hagins et. al. veröffentlichten Meta-Analyse zur Effektivität von Yoga bei Bluthochdruck (Zeitschrift „Evidence-Based Complementary and Alternative Medicine" (eCAM), 2013:2013:649836, Elektronische Veröffentlichung am 28.5.2013) wurden die führenden Datenbanken auf kontrollierte Studien von 1966 bis März 2013 untersucht. Die diversen Studien belegen den moderaten aber signifikanten Effekt bezüglich des systolischen Blutdrucks verbunden mit der Empfehlung, Yoga zwecks Blutdrucksenkung zu üben.

Osteoporose ist eine weitere Alterserscheinung, die überwiegend Frauen jenseits der Menopause betrifft. Die Knochensubstanz baut sich bei mehr als jeder zweiten Frau ab. Verschiedene Studien konnten belegen, dass Yoga dem Knochenabbau entgegen wirkt. Ich selbst bekomme im Yogaunterricht immer wieder von älteren Frauen die Rückmeldung, dass sie von ärztlicher Seite die Bestätigung erhalten, dass die Osteoporose nicht weiter fortgeschritten sei – dank Yoga. Die abnehmende Knochendichte korreliert mit der Instabilität der eigenen Statik infolge dessen Stürze mit Knochenbrüchen auftreten können. Diese Stürze sind gefürchtet, weil sich Menschen älterer Generationen bewusst sind, dass Knochen im Alter weniger schnell oder zum Teil gar nicht mehr richtig zusammen wachsen.

Yogalehrern in Deutschland ist seit geraumer Zeit bekannt, dass Yoga eine umfassende Wirkung auf Senioren hat. Bis dato fehlte allerdings der wissenschaftliche Beleg auf deutscher Seite. Die Carstens Stiftung hat von 2006–2010 unter der Leitung von Prof. Dr. Claudia Witt eine kontrollierte, randomisierte Studie in Auftrag gegeben, die die Effektivität von Yoga bei Problemen der Lendenwirbelsäule von Senioren bestätigen soll. Probanden füllten Fragebögen zu Therapiebeginn, nach drei, sechs und nach zwölf Monaten aus. Das Hauptaugenmerk richtete sich dabei auf die mögliche Verringerung von Schmerzen. Nebenfaktoren waren die allgemeine Rückenfunktion, gesundheitsbezogene Lebensqualität, Befinden/Depressivität und Sturzrisiko. Die Studie befindet sich noch in der Evaluierungsphase; Wir dürfen gespannt sein, welche eindrucksvollen Ergebnisse diese Studie zeigen wird.

Ein für Senioren zusammengestelltes Yoga-Therapieprogramm sollte folgende Punkte berücksichtigen:

- Mobilisierungs- und Kräftigungsübungen (die sich auf die jeweilige Indikation beziehen)
- Koordinationsübungen (als „Gehirnjogging" zur verbesserten Konnektivität der Gehirnhälften)
- Atemübungen primär in der Rückenlage oder auf einem Stuhl ausgeführt (zur Blutdrucksenkung siehe dazu auch die obige Zielgruppe)

Das zusammengestellte Programm generiert sich aus einzelnen, im Folgenden vorgestellten Übungen bzw. aus den Übungen aus dem ersten Modul. Ein Einstieg über die Rückenlage erscheint sinnvoll, vermittelt sie doch Selbstvertrauen, weil Probleme wie Unsicherheiten mit der eigenen Statik oder Schwindel keine Rolle spielen. Darüber hinaus tragen die Gelenke in der Rückenlage keinerlei Gewicht.

Pro Einheit empfiehlt sich maximal eine Übung im Vierfüßler- oder Kniestand aufgrund häufig vorkommender fortgeschrittener Arthritis oder des Verschleißes von Gelenken. Das Sitzen am Boden bereitet vielen Senioren Schwierigkeiten – entsprechende Übungen sind nur im Falle eines relativ guten, stabilen Sitzes sinnvoll. Übungen im Sitzen und im Vierfüßlerstand sind ebenfalls dem ersten Modul zu entnehmen. Im Stand sind viele Haltungen nach wie vor möglich, allerdings in modifizierter Form. So können kleinere Schrittstellungen erfolgen. Im Falle von Balancehaltungen gibt die Wand, ein Fensterbrett oder eine Stuhllehne Halt. Sämtliche weiter oben vorgestellten Standhaltungen sind mit entsprechender Modifikation durchführbar. Die dort aufgeführten Kontraindikationen sind zu beachten.

Gerade für Senioren eignet sich der Viniyoga – eine von T.K.V. Desikachar entwickelte Methode, die sich am Übenden ausrichtet. Desikachar hält sich dabei eng an Patañjali, 3. Buch, 6. Satz: „tasya bhumisu viniyogah". Dieser Satz besagt, dass die Yogapraxis schrittweise am Niveau des Übenden anzupassen sei. Bhumi bezeichnet im Sanskrit die Ebene oder Stufe, die in der Yoga-Praxis erreicht wird. Für die Yogatherapie bedeutet das, dass jede Haltung entsprechend des Konstitutionstyps in abgewandelter Form trainiert werden kann. Dies erfolgt mittels Vinyasa Krama, einer schrittweisen Herangehensweise vom Einfachen zum Komplexen. Ein Asana wird somit zunächst in dynamischer Form geübt bevor es kurz statisch gehalten wird. Dabei werden bewusst einfacherer Asanas ausgewählt, um den Körper in seiner Gesamtheit zu erreichen.

Desikachar: „Einer der größten Beiträge meines Vaters (Krishnamarcharya) war, zu lehren, wie man Menschen in Schwierigkeiten mit Yoga helfen kann. Bei dieser Arbeit geht es nicht um

Technologie-Transfer. Es geht um Kommunikation, Beziehung und Kompetenz. Einen Lehrer braucht man nicht, um Informationen zu erhalten, sondern dafür eine Orientierung zu bekommen. Das ist es, was wir immer wieder deutlich machen müssen". (Quelle: http://www.kompetenznetzyoga.de/viniyoganachgefragt.htm)

2.4.2.1   Rückenlage

Atemkreis mit Atemrahmen in der Rückenlage oder im Stand

Diese Übung dient dem Einstieg par excellence, weil der Atem bewusst wird.

- In der Rückenlage die Beine locker vor dem Becken aufstellen oder eine kleine Unterlage unter die Knie legen, um die Lendenwirbelsäule zu entlasten
- Einatmend die Arme am Boden entlang in einem großen Kreis führen sie oberhalb des Kopfes liegen. Wichtig: Am Ende der Einatmung bleibt noch Einatmen-Luft übrig
- Ausatmend die Arme neben den Rumpf zurückführen. Wichtig: Am Ende der Ausatmung bleibt noch Ausatmen-Luft übrig

Die Bewegung wird relativ schnell ausgeführt, um am Ende der Bewegung jeweils Ein- und Ausatemluft noch zur Verfügung stehen zu haben. Somit kann erlernt werden, wie lang der Einatmen und Ausatmen dauert und wie die Bewegung an die Atmung angepasst werden kann. Sie fördert darüber hinaus die Konzentration, weil die Bewegungen nicht mechanisch ausgeführt werden können, sondern eine genaue Beobachtung des eigenen Atems vorausgesetzt wird.

Alternativ kann diese Übung auch im Sitzen oder im Stand erfolgen. Der Sitz sollte so eingerichtet sein, dass der Übende sich ganz und gar auf den Atem einstimmen kann (z. B. mittels eines Hockers oder Stuhls). Der Stand erfolgt mit leicht gebeugten Knien.

Beweglichkeit für die Wirbelsäule

Mobilisierung aller Gelenke und der gesamten Wirbelsäule

In der Rückenlage werden die Arme seitlich in Schulterhöhe oder oberhalb des Kopfes abgelegt, die Beine werden lang am Boden ausgestreckt, hier einatmen.

(1) Ausatmend mit den gefalteten Händen abwechselnd das linke bzw. rechte Bein zum Bauch heranziehen, der Kopf bleibt am Boden liegen, das Kinn zieht jedoch sanft Richtung Brustbein

(2) Einatmend in die Ausgangsposition zurückkommen

Diese Übung kann je Seite vier bis sechs Mal wiederholt werden. In der Rückenlage kann danach die Auflagefläche der Wirbelsäule, insbesondere der Lendenwirbelsäule wahrgenommen werden – wenn möglich liegen die Beine dazu weiterhin ausgestreckt am Boden.

Mobilisierung Wirbelsäule: Schulterbrücke, Bauchpressenhaltung

Die Füße stehen vor dem Gesäß mit einem fußbreiten Abstand und die Arme liegen in Schulterhöhe, Handflächen weisen zur Decke.

(1)   Einatmend in die Schulterbrücke gelangen (Ausführung vgl. 2.1.2 Rückbeugen)

(2)   Ausatmend die Wirbelsäule zum Boden zurücklegen, dabei die Hände auf die Knie legen und diese sanft zum Bauch heran ziehen, der Kopf liegt am Boden, das Kinn zieht sanft Richtung Brustwirbelsäule

Die Ausführung dieser dynamischen Bewegung dient der Mobilisierung der Wirbelsäule und der Schultergelenke. Um den Beckenboden stärker ins Bewusstsein des Übenden zu bringen, eignet sich die Beckenschaukel als adäquate Vorübung (vgl. 5.1 Karana Beckenschaukel). Übung wird vier bis sechs Mal wiederholt.

Mobilisierung der Halswirbelsäule

Die Füße stehen vor dem Becken stabil am Boden, die Arme liegen locker neben dem Körper.

(1)   Einatmend den linken Arm oberhalb des Kopfes ablegen

(2)   Ausatmend den Kopf zur rechten Seite drehen

(3)   Einatmend den Kopf zur Mitte zurück drehen

(4)   Ausatmend den linken Arm in die Ausgangsposition zurücklegen

Danach die Seite wechseln, je Seite wird bis zu sechs Mal geübt.

Varizen

Ein Fuß wird vor dem Becken aufstellen. Das andere Bein zum Bauch ziehen und den Fuß Richtung Decke strecken.

(1)   Einatmend die Fußspitze des möglichst gestreckten Beines heran ziehen

(2)   Ausatmend die Fußspitze Richtung Decke strecken

Danach die Seite wechseln; je Seite 1–2 Minuten ausführen.

In der passiven Variante können die Beine an die Wand angelehnt werden, dabei wird das Becken unterpolstert und möglichst nah an der Wand platziert.

Brustwirbelsäule: Die Krokodilsdrehung

In der seitlichen Ausgangslage folgt eine sehr intensive Drehung in der Brustwirbelsäule. Entscheidend für das Ankommen in der Drehung ist das sukzessive Hineingehen, das heißt auf jeder Seite befindet sich der Übende in der dynamischen (und statischen Form) bis zu drei Minuten. Entsprechend sollte der Therapeut bei der Einführung dieser Haltung Vorsicht walten lassen, indem zunächst ausschließlich dynamisch geübt wird. Der Kopf wird durch ein kleines Kissen stabilisiert – dabei wird darauf geachtet, dass der Kopf sich in Verlängerung der Wirbelsäule befindet. Die Arme und Beine liegen gleichmäßig aufeinander, die Beine sind in den Knien gut gebeugt, die Oberschenkel befinden sich ca. im 90-Grad-Winkel zum Oberkörper. Der Übende beginnt immer auf der rechten Seite. Jeweils einatmend wird der oben liegende, linke Arm sukzessive entlang des unteren Armes nach hinten in die Drehung geführt und jeweils ausatmend kehrt der Übende in die Seitenlage zurück.

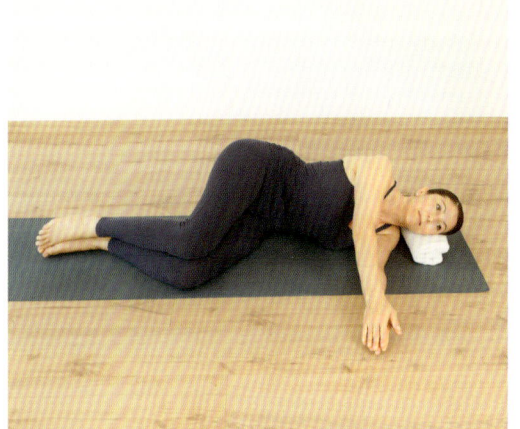

Punkt (1)

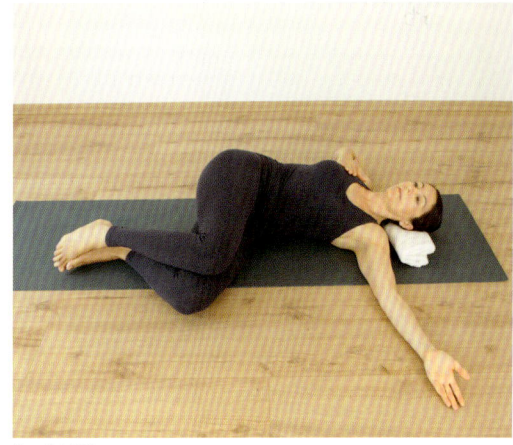

Punkt (8)

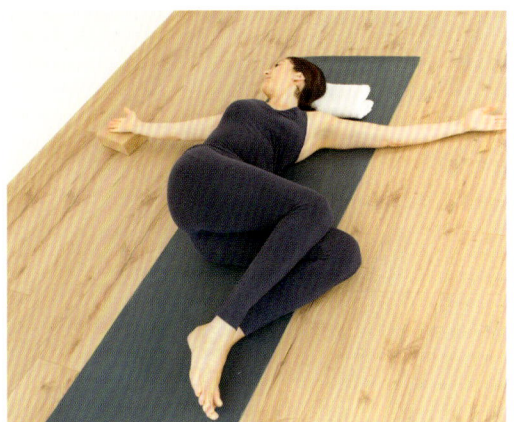

Punkt (14)

(1) Vollständiger Ausatmen

(2) Einatmend die linke Hand bis zur Ellbogenbeuge des rechten Armes führen

(3) Ausatmend zurück in die Seitenlage, indem die linke Hand am unteren Arm entlang fährt

(4) Einatmend die linke Hand etwas weiter nach hinten auf Höhe der rechten Schulter ziehen

(5) Ausatmend zurück in die Seitenlage, indem die linke Hand am unteren Arm entlang fährt

(6) Einatmend die linke Hand auf Höhe des Brustbeines ziehen

(7) Ausatmend zurück in die Seitenlage, indem die linke Hand am Brustbein und am unteren Arm entlang fährt

(8) Einatmend die linke Hand auf Höhe der linken Schulter ziehen

(9) Ausatmend zurück in die Seitenlage, indem die linke Hand die linke Schulter, den Brustkorb, und den unteren Arm entlang fährt

(10) Einatmend den Arm komplett nach hinten auf die linke Seite legen, um in die intensive Drehung zu gelangen

(11) Ausatmend zurück in die Seitenlage, indem die linke Hand an der linken Schulter, dem Brustkorb, der rechten Schulter und dem unteren Arm entlang fährt

(12) Die dynamische Führung der linken Hand entlang der unteren Extremität bis in die Drehung während fünf weiterer Einatmen-Züge beibehalten

(13) Ausatmend jeweils zurück in die Seitenlage, indem die linke Hand an der linken Schulter, dem Brustkorb, der rechten Schulter und dem unteren Arm entlang fährt

(14) Mit der nächsten Einatmung wieder in die intensive Drehung gelangen und statisch bis zu zehn Atemzüge verweilen, dabei kann der linke Arm eine Unterstützung durch eine Unterlage erfahren, um die Schulter mehr und mehr sinken lassen zu können (der Übende kann entscheiden, ob ein früheres Verlassen dieser intensiven Drehung sinnvoll ist), mit jedem Atemzug kann die linke Seite sukzessive losgelassen werden, wodurch die Drehung wirklich zur Drehung wird, weil sich nur so die Brustwirbelsäule in der kompletten Öffnung befinden kann

(15) Die Haltung wird verlassen, indem mit einer Ausatmung die linke Hand all die obigen „Stationen" entlang der unten liegenden Extremität zurück verfolgt, bis die Seitenlage wieder erreicht ist

Bevor die Seite gewechselt wird, sollte die Rückenlage eingenommen werden, um die Auswirkungen der intensiven Drehung zu erleben.

Diese Übung mobilisiert die Brustwirbelsäule und verstärkt die Flankenatmung in der statischen Variante der Drehung.

Beckenboden: Schulterbrücke mit aneinander liegenden Fußsohlen

Die Füße werden vor dem Becken aufgestellt, die Knie nach außen fallen lassen, die Fußsohlen berühren sich, die Fußaußenkanten sind am Boden. Die Arme liegen in Schulterhöhe ab, die Handflächen drehen zum Boden, ohne die Oberarme im Schultergelenk rotieren zu lassen, so dass die Öffnung im Herz-Schulter-Bereich erhalten bleiben kann.

(1)   Einatmend die Fußaußenkanten kraftvoll in den Boden schieben (Fußsohlen bleiben zusammen), dabei das Becken vom Boden lösen

(2)   Ausatmend das Becken wieder zum Boden ablegen

Mit dem Anheben des Beckens wird die Beckenbodenmuskulatur trainiert, sowie die Iliosakralgelenke und die Adduktoren.

Die Übung kann bis zu acht Mal durchgeführt werden.

Übung zur Hüftbeweglichkeit

Beide Beine werden zum Bauch herangezogen, die Hände liegen auf den Knien, die Finger zeigen nach vorne.

(1)   Ausatmend die Beine soweit wie möglich zur Bauchdecke heranziehen

(2)   Einatmend die Beine strecken, die Hände bleiben auf den Knien oder Oberschenkeln

(3)   Ausatmend drücken die Hände sanft die Beine in die Grätsche (Hände an der Beininnenseite)

(4)   Einatmend die Beine mit beiden Händen wieder zusammenführen (Hände drücken an der Beinaußenseite)

(5)   Ausatmend die Beine in den Kniegelenken wieder beugen und zum Bauch führen in die Ausgangslage, Hände bleiben auf den Knien

Neben der Hüftbeweglichkeit werden die Adduktoren angesprochen.

Die Bewegung vier bis sechs Mal ausführen.

2.4.2.2   Bauchlage

Brustwirbelsäule: Kobrahaltung

Der Aufbau der Kobra-Haltung erfolgt analog zu 2.1.2 Konzept Rückbeugen und wird in einer für Senioren abgewandelten Variante geübt.

Die Hände werden in Brusthöhe abgestellt und die Arme sind nah am Oberkörper, die Stirn liegt am Boden, die Beine sind leicht gespreizt

1. Variante

(1)   Einatmend den Oberkörper aus der Kraft der Brustwirbelsäule anheben, die Hände üben keinerlei Druck auf den Boden aus

(2)   Ausatmend den Oberkörper zum Boden zurücklegen

Die Bewegung wird drei bis fünf Mal ausgeführt, danach werden die Hände aufeinandergelegt und die Stirn darauf abgelegt, die Fußsohlen fallen locker nach außen.

2. Variante

Zurück in die Ausgangsposition, dabei die Beine etwas weiter auseinander nehmen als zuvor

Im gleichen Atemrhythmus wie zuvor den Oberkörper anheben und wieder zum Boden zurückführen

Die Bewegung wird drei bis fünf Mal ausgeführt, danach werden die Hände aufeinandergelegt und die Stirn darauf abgelegt, die Fußsohlen fallen locker nach außen.

3. Variante

Zurück in die Ausgangsposition, dabei die Beine noch etwas weiter auseinander nehmen als zuvor

Im gleichen Atemrhythmus den Oberkörper anheben und wieder zum Boden zurückführen

Die Bewegung wird drei bis fünf Mal ausgeführt, danach werden die Hände aufeinandergelegt und die Stirn darauf abgelegt, die Fußsohlen fallen locker nach außen.

Die Bewegung fördert die Mobilisierung der Wirbelsäule, insbesondere der Brustwirbelsäule.

Brust- und Lendenwirbelsäule: Halbe Heuschreckenhaltung

Der Aufbau der halben Heuschrecken-Haltung erfolgt analog zu 2.1.2 Konzept Rückbeugen, die Hände stehen in Brusthöhe, die Ellbogen ziehen eng an den Oberkörper.

(1)   Einatmend den Oberköper und das linke Bein anheben

(2)   Ausatmend den Oberkörper und das linke Bein am Boden wieder ablegen

(3)   Einatmend den Oberkörper und das rechte Bein anheben

(4)   Ausatmend den Oberkörper und das rechte Bein am Boden wieder ablegen

Übungsabfolge drei bis fünf Mal wiederholen.

Mit dieser Übung wird die Brust- und Lendenwirbelsäule gestärkt und es findet eine Stabilisierung der Hüftgelenke statt.

2.4.2.3   Stand

Wirbelsäule: Vorbeuge

Im Stand die Füße hüftgelenkbreit auseinander stellen, die Knie sind leicht gebeugt, die Hände sind an den Außenseiten der Oberschenkel, der Oberkörper befindet sich in einer leichten Vorwärtsbeuge analog zur aktiven Variante von Uttanasana (vgl. 2.1.1 Vorbeugen, Seite 21).

(1)   Ausatmend „fahren" die Hände an den Beinen entlang bis zu den Knöcheln, die Brustwirbelsäule bleibt möglichst lang angehoben, der Bauch berührt schließlich die Oberschenkel. Wenn die Hände an den Knöcheln angelangt sind, werden die Knie stark gebeugt, der Bauch und die Oberschenkel bleiben zumindest im Ansatz in Berührung, ganz am Schluss wird der obere Rücken gerundet, der Kopf hängt und der Übende verweilt einige Atemzüge, jeweils ausatmend (bis zu fünf Ausatem-Züge), immer mehr loslassen

(2)   Einatmend die Hände in die Ausgangsposition zurück „fahren" lassen, indem das Brustbein angehoben wird

Übende, die zu Schwindel neigen, lassen den Kopf in der Vorbeuge nicht hängen. In dieser Übung werden die Hüft- und Kniegelenke sowie die Wirbelsäule mobilisiert.

Die Übung kann bis zu drei Mal geübt werden.

2.4.2.4   Überkreuzhaltungen, Fingermudras

Allen nun folgenden Übungen ist die Verknüpfung der Gehirnhälften gemeinsam.

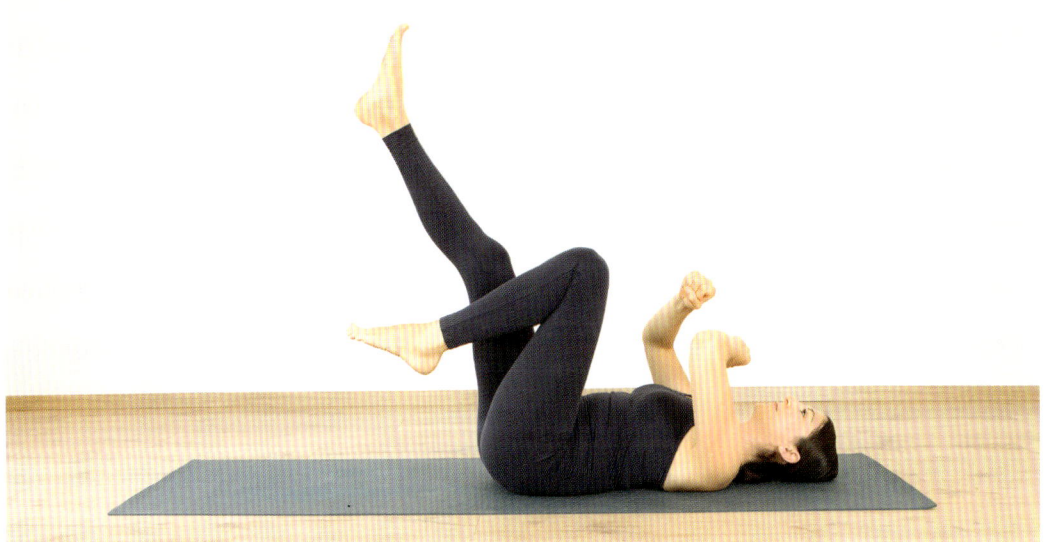

Verbindung von Punkt (1) und Punkt (3)

Fahrradfahren in der Rückenlage

In der Rückenlage die Füße vor dem Becken aufstellen und die Hände neben dem Körper ablegen.

(1)   Imaginäres Fahrradfahren, indem große Vorwärts-Bewegungen mit den Beinen ausgeführt werden, um Hüft-, Knie- und Sprunggelenke gleichermaßen anzusprechen. Die Arme liegen auf Schulterhöhe, die Handflächen drehen zum Boden.

(2)   Die Beine in einer „Rückwärtsbewegung" Fahrrad fahren lassen. Anschließend werden die Beine vor dem Becken wieder aufgestellt.

(3)   Arme im Ellbogengelenk beugen und diese in einer Vorwärtsbewegung so bewegen, als würde Wolle aufgewickelt werden. Die Beine stehen nun wieder vor dem Becken.

(4)   Die Wolle rückwärts mit den Armen abwickeln analog zu den rückwärts-fahrenden Beinen. Anschließend werden die Arme wieder am Boden abgelegt und der Übende atmet einige Atemzüge auf.

(5)   Bewegung 1) und 3) kombinieren

(6)   Bewegung 2) und 4) kombinieren

(7) Bewegung 1) und 4) kombinieren

(8) Bewegung 2) und 3) kombinieren

Der Effekt des Gehirnjoggins ergibt sich bei dieser Übung vor allem in der Kombination der Vorwärtsbewegung der Beine und der Rückwärtsbewegung der Arme und umgekehrt. Ungeübten fällt insbesondere die achte Variante schwer. Die Gedanken werden mit Hilfe dieser Ausführungen beruhigt. Neben diesem positiven Effekt werden sämtliche Gelenke und die geraden Bauchmuskeln trainiert. Um zu Punkt fünf zu gelangen und die Konzentration bis dahin zu halten, ist es wichtig Punkt eins bis vier nur kurz üben zu lassen (max. bis zu einer Minute je Punkt). Übende, die große Probleme mit der Lendenwirbelsäule haben, üben die Beinbewegung einseitig und lassen die Kombinationen weg, woraus sich jedoch ein rein körperlicher Nutzen ergibt, indem die Lendenwirbelsäule und der Beckenboden gestärkt werden und sämtliche Gelenke eine Mobilisierung erfahren.

Dynamische Überkreuzbewegung der Beine in der Rückenlage

Die Arme werden in Schulterhöhe abgelegt, die Handflächen weisen Richtung Decke. Die Beine werden zur Decke gestreckt und gegrätscht.

(1)   Ausatmend über Feueratmung (hörbar durch die gespitzten Lippen ausatmen), die Beine in der Mitte kreuzen. Dabei ist einmal das linke Bein, einmal das rechte Bein vorne

(2)   Einatmend Beine wieder grätschen

Die Übung wird in schnellem Tempo für ein bis zwei Minuten trainiert und dient der Mobilisierung der Hüftgelenke. Durch die Feueratmung wird vermehrt Kohlendioxid abgeatmet.

Dynamische Überkreuzbewegung in der Rückenlage

In der Rückenlage werden die Arme in V-Form oberhalb des Kopfes abgelegt, die Beine liegen lang gestreckt am Boden.

(1)   Mit dem Feueratem ausatmend dynamisch linken Arm und rechtes Bein in der Mitte zusammenführen

(2)   Einatmend zurück in die Ausgangslage

(3)   Mit dem Feueratem ausatmend dynamisch rechten Arm und linkes Bein in der Mitte zusammenführen

(4)   Einatmend zurück in die Ausgangslage

Die Dauer der Übung erfolgt analog zu vorhergehender. Neben des Abatmens von Kohlendioxid werden sämtliche Gelenke mobilisiert.

Dynamische Bewegung aus der ersten Heldenhaltung

Die Grundstellung erfolgt analog zu ersten Heldenhaltung (vgl. 2.1.1 Konzept Rückbeuge). Die Arme werden nach hinten gestreckt, die Finger weit auseinander gefächert.

(1) Mit dem Feueratem ausatmend das linke Bein nach vorne anheben, das Knie ist gebeugt, die Arme werden nach vorne genommen und die Hände zu Fäusten geballt.

(2) Einatmend zurück in die Ausgangsstellung

Anschließend wird die Seite gewechselt.

Die Dauer der Übung erfolgt analog zu vorhergehender. Die Übung mobilisiert Schulter- und Hüftgelenke und verbessert den Abbau von Kohlendioxid.

Schwingen um die eigene Achse

Die Arme um den Körper herum schlackern lassen. Wenn die Arme nach links schlackern, dreht der Kopf nach rechts und umgekehrt. Diese einfache Übung dient der Lockerung der Gelenke der oberen Extremitäten und der Vernetzung der Gehirnhälften.

Fingermudras

Fingermudras mobilisieren die Fingergelenke, die gerade im Alter zur Arthrose neigen. Weiterhin werden die Gelenke der oberen Extremitäten (und im Falle des Standes auch die unteren) sanft bewegt. Erfahrungsgemäß fällt insbesondere Senioren die Ausführung im Stand leichter, es sei denn es steht ein Stuhl oder Hocker zur Verfügung. Es sollte darauf geachtet werden, dass die Fußspitzen im Stand etwas nach außen zeigen. In der Kniebeuge werden Groß- und Kleinzehballen der Füße sowie die Fußaußenkannten gleichmäßig belastet, um ein Kippen der Füße und damit einhergehend der Knie nach innen zu verhindern. Die Fingermudras dienen darüber hinaus dem Gehirnjogging. Insbesondere mittels der ersten Übung wird die Schlüsselbeinatmung, die kreatürliche Atmung einbezogen. Eine Affirmation zur jeweiligen Handhaltung kann zu einer weiteren Steigerung der Konzentration führen.

Die beiden Übungen werden zwischen sechs und acht Mal ausgeführt.

1. Übung

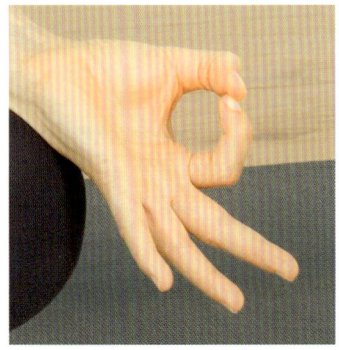 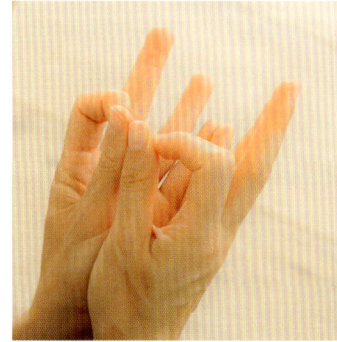 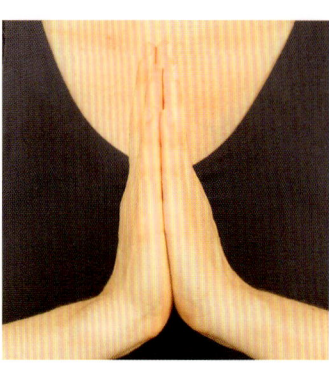

Jnana-Mudra   *Lotusblüte*   *Namasté*

Ausführung:

Einen aufrechten Sitz oder Stand einnehmen. Im Falle des Standes werden die Arme hängen gelassen. Wird eine Sitzposition gewählt liegen die Handrücken auf den Oberschenkeln. Beide Hände formen Jnana-Mudra, die Geste des Bewusstseins. Zeigefinger und Daumen bilden einen Kreis, indem der Zeigefinger gegen den Daumen drückt.

Im Stand werden die Knie gebeugt.

(1)   Einatmend die Hände in Jnana-Mudra oberhalb des Kopfes führen bis sich die Handgrundgelenke berühren, um die Lotusblüte zu bilden. Im Stand werden die Knie gestreckt.

(2)   In der Atemfülle die Hände oberhalb des Kopfes in der Namasté-Haltung zusammenlegen.

(3)   Ausatmend und die Namasté-Haltung beibehaltend die Hände vor den Herzraum führen.

Im Stand die Knie beugen.

In der Atemleere zurück in die Ausgangshaltung Jnana-Mudra gehen.

Im Stand die Knie weiterhin gebeugt halten.

Die Bewegungsabfolge wird mit einem einzigen Atemzug ausgeführt. Sollte daraus Kurzatmigkeit entstehen, kann der Übende zwischenatmen.

Affirmation:

„Mit der Einatmung (1) verbinde ich mich mit dem Kosmos, mit der Ausatmung (3) verbinde ich mich mit meinem innersten Wesenskern.“

2. Übung

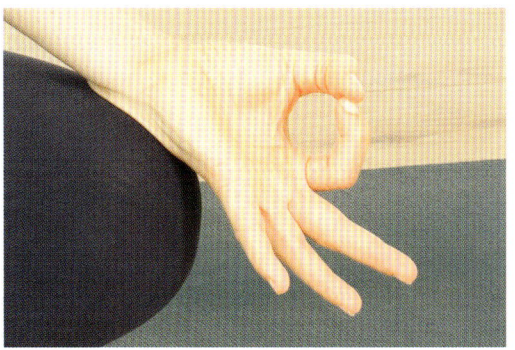 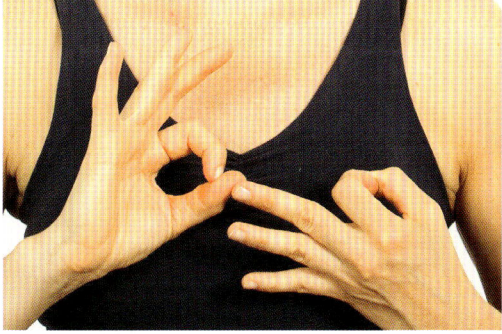

Jnana-Mudra   *Dharmachakra-Mudra*

Ausführung:

(1) Beide Hände formen Jnana-Mudra analog zur Beschreibung in der 1. Übung. Es wird vollständig aus- und eingeatmet. Im Stand sind die Beine gestreckt.

(2) Ausatmend Dharmachakra-Mudra formen (Mudra des Loslassens), indem beide Hände in Brusthöhe genommen werden, Jnana-Mudra beibehaltend. Die linke Handfläche dreht nach innen zum Herzen auf Brusthöhe, die rechte Handfläche bleibt nach vorne ausgerichtet und befindet sich etwas oberhalb der linken Hand. Der Mittelfinger der linken Hand berührt den mit Daumen und Zeigefinger geformten Kreis der rechten Hand.

Im Stand werden die Knie gebeugt.

Affirmation:

„(1) Mir meiner Selbst bewusst werdend, (2) lasse ich jetzt los, was mich belastet."

Yoga auf dem Stuhl (vgl. 2.1.1 – 2.1.7)

Yoga auf dem Stuhl empfiehlt sich bei vorübergehender bzw. ständiger Immobilität. Für diese modifizierte Version des Übens ist jedoch Vorsicht geboten: Senioren sollte „Yoga auf dem Stuhl" als letztes Mittel angeboten werden, da ein Zurückkehren zur Rückenlage, Vierfüßlerstand, etc. Überwindung kostet und so ohne weiteres dann vielleicht gar nicht mehr möglich ist. Oder es wird über eine Kombination von Stuhl-Yoga mit anderen Haltungen nachgedacht. Alle auf dem Stuhl realisierbaren Asanas sind den Konzepten 2.1.1 bis 2.1.7 zu entnehmen.

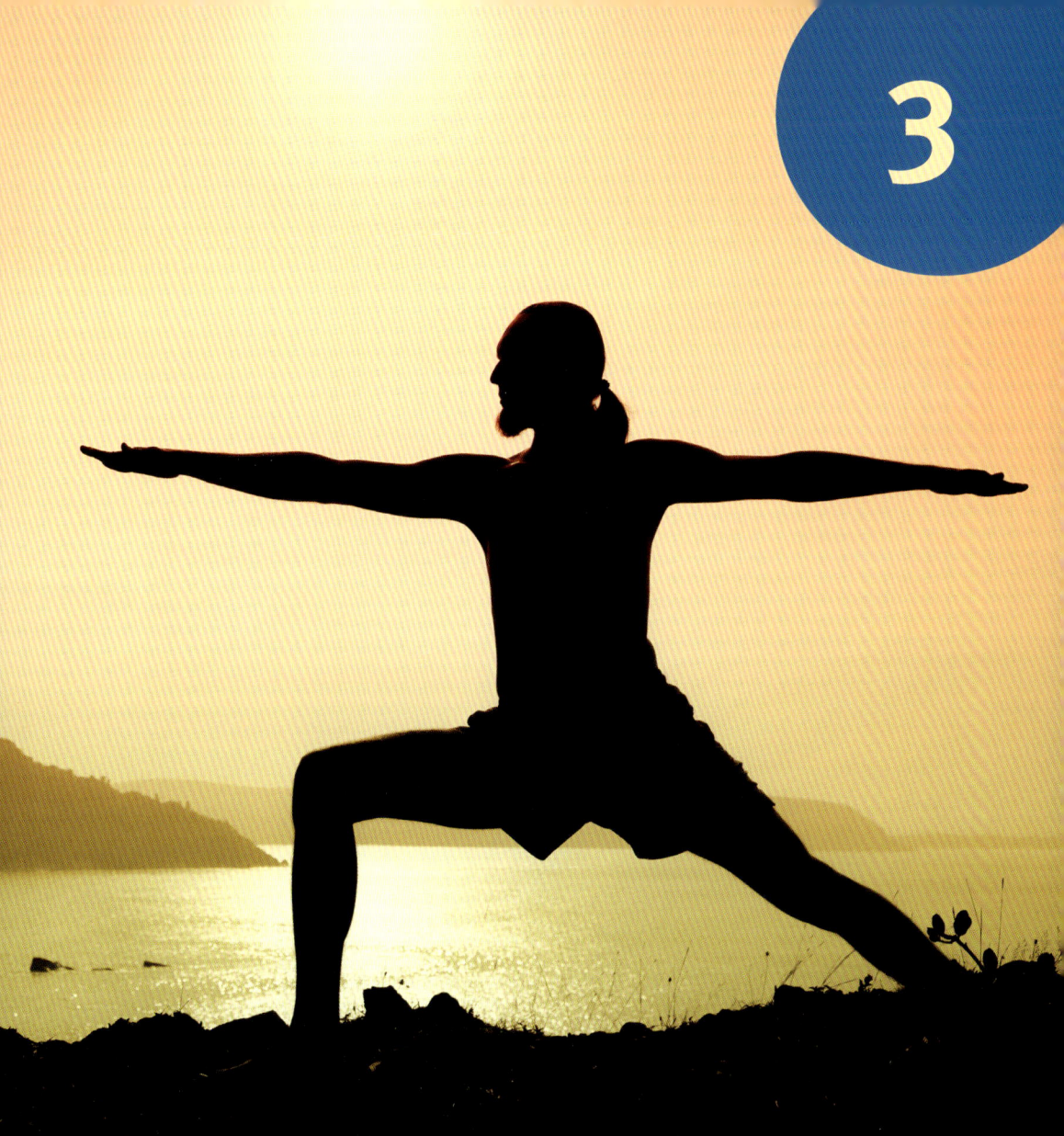

Fallbeispiele

3. Fallbeispiele

„Regelmäßige Yoga-Übungen helfen, der Hektik des Alltags gelassen
und standhaft entgegenzutreten." (B.K.S. Iyengar)

Drei Aspekte sind wichtig bei der Anamnese:

Indikation, Charakter des Übenden, Gesprächsführung

Gerade bei der Gesprächsführung kann möglicherweise „ausgebügelt" werden, was im Rahmen eines Arztbesuches gegebenenfalls nicht berücksichtigt wurde. Den Yogaschüler als Ganzes wahrnehmen und nicht nur als Menschen mit Symptomen. Ihm genauestens zuhören und über die eigentliche Indikation hinaus Lebensumstände erfragen. Dabei ist besonderes Feingefühl nötig, da nicht jeder mit seinen persönlichen Problemen hausieren geht. Wesentlich ist, sich die nötige Zeit für sein Gegenüber zu nehmen, um zu vermitteln „hier kümmert sich jemand um mich". Professor Dr. Manfred Schedlowski (Direktor des Institutes für Medizinische Psychologie und Verhaltensimmunbiologie am Universitätsklinikum Essen) bringt es auf den Punkt: „Ich lehne mich aus dem Fenster und sage, dass man durch gezielt eingesetzte Verhaltensinterventionen einen Großteil der spezifischen pharmakologischen Wirkung von Medikamenten ersetzen kann. ..." und „... den Medizinern beizubringen, dass sie mit mehr Zeit und Einfühlung den Patienten mehr helfen, als wenn sie ihnen irgendwelche Antidepressiva oder Bluthochdruckmittel auf den Tisch knallen." (Zeit online vom 25.08.2006). Gerade zum Verhalten Arzt – Patient gibt es diverse Studien, die belegen, wie wirksam ein sinnvoll geführtes Gespräch ist. Dabei spielt nicht nur der Zeitfaktor eine Rolle, sondern auch, den Gesprächspartner ernst zu nehmen, Augenkontakt herzustellen und über aktuelle Lebenssituationen zu befragen. Durch das Vertrauen zum Therapeuten kann eine sinnvolle Übungspraxis erarbeitet werden, woraus die sogenannte Selbstwirksamkeit entstehen kann. Der Übende weiß, was ihm helfen kann und wie er sich selber einbringen kann. Aus diesem Grunde wirkt die Yogatherapie so außerordentlich gut, weil eine ausgearbeitete Übungspraxis nur mit Hilfe des Übenden erfolgreich sein kann.

Charakter des Übenden:

Darüber hinaus spielt die Motivation eine elementare Rolle. Manche Personen brauchen einige Zeit, um in die Gänge zu kommen und bedürfen der steten Motivation seitens des Therapeuten. Dagegen suchen andere den schnellen Erfolg, sind kurzfristig zielstrebig, geben jedoch auf, wenn sich der Erfolg nicht unmittelbar einstellt. Idealerweise werden diese charakterlichen Unterschiede berücksichtigt. Darüber hinaus muss der Tagesrhythmus des Übenden beachtet werden: Wird zum Beispiel im Schichtdienst gearbeitet, besteht Berufstätigkeit oder Tätigkeit überwiegend im Haushalt, wird lieber morgens oder abends geübt. Die abendliche Übungspraxis muss einen ruhigen, ausgeglichenen Übungsmodus berücksichtigen. Hingegen sollte die Praxis am Morgen kraftvoller und energetisierender gestaltet werden.

Das Übungsprogramm richtet sich nach:

Indikation	Körperspezifisch, das heißt Asanas, Karana, Atem
	Psychosomatisch, das heißt Asanas, Atem, Konzentrationsarbeit
Tageszeit	Morgens, das heißt kraftvoll und anregend
	Mittags, das heißt maßvoll und anregend
	Abends, das heißt beruhigend
Körperbau	Leicht, das heißt erdende, kraftvolle Übungen
	Mittel, Mix aus verschiedenen Elementen
	Schwer, das heißt langsam steigernde Übungen
Charakter	Leicht zu begeistern, lebenslustig, dynamisch
	Schwerfällig, schwermütig, träge
	Ausgeglichen

Unruhigen oder schwerfälligen Menschen erleichtert der Sitz den Einstieg in einen Yogazyklus. Mittels Atemlenkungen (vgl. Kapitel „Hatha-Yoga", 2.4.1) oder Abfolgen von Fingermudras (vgl. Kapitel „Hatha-Yoga", 2.4.2) kann eine innere Ruhe entstehen. Besonders unruhige Menschen empfinden die Übungen der Fingermudras hilfreich, da sie einerseits die Konzentration auf die Mudras lenken müssen und dennoch eine Anregung durch die Arm- und Handbewegungen erfahren.

Darüber hinaus sollte ein Übungsprogramm möglichst abwechslungsreich gestaltet werden, indem Haltungen im Liegen, Sitzen (ggf. mit Stuhl oder Höckerchen) und Stehen gewählt werden. Übende mit Hypertonie oder Adipositas üben dagegen vorwiegend im Sitzen und Stehen.

Dies sind Anhaltspunkte im Umgang mit dem Übenden, die selten so einseitig auftreten. Wie oben bereits erwähnt kann nur ein ausführliches Gespräch kombiniert mit vielen Fragen Aufschluss über den Charakter und das adäquate Übungsprogramm zur passenden Zeit ergeben. Generell sollte die Wichtigkeit der Formel Körper, Atem, Geist berücksichtigt werden. Unabhängig von der Indikation wäre ein mechanisches Ausführen von Übungen nicht zielführend. Das Erlernen des richtigen Atmens im Zusammenhang mit den Übungen garantiert den Erfolg, eine Verknüpfung von Körper und Geist herzustellen. Das heißt Menschen, die vorwiegend psychosomatische Erkrankungen haben, lernen über den Atem den eigenen Körper wahrzunehmen und auf dessen Signale zu achten. Umgekehrt können bei organischen Einschränkungen mentale Prozesse durch eine bewusste Atemführung einbezogen werden. Yogatherapie wirkt also nur dann ganzheitlich, wenn alle Körperprozesse berücksichtigt werden und das geschieht über die Atmung, die mittels des Vagusnervs den Körper mit dem Geist verbindet.

Viele der hier aufgelisteten Haltungen (Asanas), dynamischen Bewegungsabläufe (Karanas), Konzentrations- und Atemübungen sind dem zweiten Kapitel „Hatha-Yoga" direkt oder in modifizierter Form entnommen. Die für die einzelnen Personen erarbeiteten Übungen sind häufig nur mit einer kurzen Erläuterung versehen. Um die Übungen adäquat nachvollziehen zu können, findet sich am Ende eines jeden Programmes eine Box mit Verweisen. Diese listet alle Übungen auf, die sich in ausführlicher Form im zweiten Kapitel wiederfinden lassen.

3.1 Beispiel: Frau M., Halswirbelsäulen-Problematik

Mitte 30, verheiratet, Hausfrau und Mutter eines Kleinkindes, zierlich im Körperbau, ehrgeizig und gleichzeitig sensibel

Durch ihre Sensibilität droht sie in problematischen Situationen den Boden unter den Füßen zu verlieren. Sie strebt zum Perfektionismus, der sich in einem tadellos geführten Haushalt widerspiegelt. Nach einer Operation im Bereich der Halswirbelsäule hat Frau M. eine Schonhaltung entwickelt, woraus sich eine Verkürzung des Trapezmuskels ergeben hat. Zu der Anspannung in diesem Bereich haben sich als Folge regelmäßige Kopfschmerzen gesellt, die sie bisweilen am Ein- und/oder Durchschlafen hindern. Frau M. gibt an, dass sie aufgrund der körperlichen Einschränkungen ihren Tätigkeiten im Haushalt nur noch eingeschränkt nachgehen könne und ein Hochnehmen ihres Kindes nahezu unmöglich sei. Frau M. besitzt kaum Yogaerfahrung. Gemeinsam haben wir ein 20-Minuten-Programm für den Morgen erarbeitet, da die Tochter morgens in den Kindergarten geht. Als Einstieg wählen wir aufgrund ihrer hohen Sensibilität die Rückenlage, da sie durch den unmittelbaren Kontakt zum Boden Sicherheit erfährt. Jede Übung wird unter Beachtung des regelmäßig geführten Atems ausgeführt. Um die Konzentration im Rahmen des Übens zu steigern, erlernt Frau M. bereits in der zweiten Stunde die Ujjayi-Atmung (vgl. 2. Modul, 2.2.3, Seite 78).

Rückenlage

1) Körper wahrnehmen bis zu einer Minute

2) Sanfte Mobilisierung der Halswirbelsäule: Die Beine sind vor dem Becken aufgestellt, mit der Einatmung wird der rechte Arm nach hinten oberhalb des Kopfes abgelegt, ausatmend dreht der Kopf nach links, mit der Einatmung dreht dieser zurück zur Mitte, ausatmend den Arm wieder zurück legen neben den Körper, je Seite sechs Mal

3) Dynamischer Bewegungsablauf: Schulterbrücke und Bauchpressenhaltung, der Kopf bleibt am Boden, das Kinn zieht sanft zum Brustbein; sechs Mal

4) Dynamische Krokodilhaltung, mit ca. zehn Atemzügen in die Drehung gelangen zunächst ohne statisches Verweilen, mit zunehmender Übungspraxis kann auch ein längeres Verweilen in der Haltung sinnvoll sein, das ebenfalls langsam gesteigert werden sollte zwischen fünf bis zu 15 Atemzügen.

Vierfüßlerstand

5) Dynamischer Bewegungsablauf: In der Kindhaltung Arme schulterbreit nach vorne strecken, einatmend das Brustbein anheben, der Kopf folgt der Bewegung, der obere Rippenbogen ist nach wie vor mit den Oberschenkeln im Kontakt, ausatmend den oberen Rücken runden und die Stirn zurück zum Boden sinken lassen (sechs Mal), geübt wird dieser kleine Ablauf zunächst für bis zu zwei Wochen

6) Nach diesen zwei Wochen des regelmäßigen Übens wird die fünfte Übung ersetzt durch den dynamischen Bewegungsablauf aus Kindhaltung und Katzenhaltung, der ebenfalls für bis zu zwei Wochen geübt wird; danach kann das komplette Karana mit der nach unten blickenden Hundehaltung mit Klötzen in das Programm einbezogen werden, dieses kann zwischen drei bis fünf Mal je nach Tagesform praktiziert werden

Stand

7) Über die Hocke in die passive Vorbeuge wechseln zum bewussten Loslassen des Kopfes

8) Baumhaltung je Seite so lange üben wie Frau M. Kraft und Balance hat, dabei darauf achten, dass jede Seite ungefähr gleich lang gehalten wird

Mit dieser letzten Stehübung, in der Gleichgewicht gefragt ist, wird ihrer Sensibilität und der Tatsache, dass sie manchmal den Boden unter den Füßen zu verlieren droht, Rechnung getragen. Im Stand zu enden spielt für Frau M. eine elementare Rolle, da sie dem Tag mit Energie begegnen kann. Frau M. übt zunächst ausschließlich dynamisch. Da sie jeden zweiten Tag üben kann, werden im Laufe der nächsten Wochen einzelne Haltungen statisch eingenommen wie die Krokodilsdrehung und die nach unten blickende Hundehaltung (letztere mit der Unterstützung von Klötzen unter den Händen, vgl. 2.1.1 Konzept Vorbeuge, Adho Mukha Shvanasana, Seite 19). Weiterhin hat Frau M. eine von mir angesagte Yoga-Nidra-Einheit aufgenommen (vgl. 3. Modul, 2.3.3 Nyasa, Seite 84), die sie ein bis zweimal die Woche an die Körperübungen anschließt, so dass sie in diesem Fall in der Rückenlage endet. Sie sagt, sie könne dadurch auch mental Kraft für den Tag sammeln. Eher durch Zufall hat sich herausgestellt, dass das Hören Yoga Nidras für sie ebenfalls vor dem Einschlafen von großem Nutzen ist.

Ausführliche Beschreibungen der Übungen unter „Hatha-Yoga"

2. Übung   vgl. 2.4.2 Yoga für Senioren, Mobilisierung der Halswirbelsäule, Seite 101

3. Übung   vgl. 2.1.8 Dynamische Bewegungsabläufe, 5. Karana ohne Tischhaltung, Seite 73

4. Übung   vgl. 2.4.2 Yoga für Senioren „Die Krokodilsdrehung", Seite 102

5. Übung   vgl. 2.1.8 Dynamische Bewegungsabläufe, 2. Karana, zwei Übungen dargestellt in Bild (1) und (2), Seite 70

6. Übung   vgl. 2.1.8 Dynamische Bewegungsabläufe, 2. Karana, Seite 70

7. Übung   vgl. 2.1.1 Konzept Vorbeuge, Uttanasana passiv, Seite 21

8. Übung   vgl. 2.1.6 Konzept Gleichgewichtshaltung, Vrikshasana, Seite 55

Feedback: Nach vier Wochen hat sich eine deutliche Verbesserung im Bereich der Halswirbelsäule eingestellt. Im Haushalt ist sie nun länger leistungsfähig und zur Freude ihres Kindes, kann sie dieses manchmal hochnehmen, ohne mit einem unmittelbaren Schmerz rechnen zu müssen. Frau M. übt dieses Programm seitdem regelmäßig und bestätigt, dass die Schmerzen zurückkehren, wenn sie aufgrund äußerer Umstände länger als eine Woche pausieren muss.

3.1.1 Allgemeine Ableitung aus der Halswirbelsäulen-Symptomatik

Die Psychosomatik spielt für die Halswirbelsäule eine große Rolle. Vor allem Frauen berichten häufig über Schmerzen in diesem Wirbelsäulenabschnitt, der sich aufgrund einer labilen Persönlichkeit im Schulter-Nacken-Bereich manifestieren kann. Ehrgeiz gepaart mit Sensibilität können sich bei hohem Stressaufkommen im Privaten oder Beruflichen hier niederschlagen. Für Charaktere mit dieser Symptomatik eignen sich sanfte Mobilisierungsübungen, die sehr bewusst an den Atemrhythmus angepasst werden. Das Erlernen der Ujjayi-Atmung empfiehlt sich, um die Bewegungen noch konzentrierter auszuführen. Ein Einstieg in der Rückenlage vermittelt Sicherheit. Das Erlernen des Nyasas aus Yoga Nidra kann auf mentaler Ebene einen weiteren Beitrag leisten, adäquat mit Stress umgehen zu lernen.

3.2   Beispiel: Frau N., Diagnose Brustkrebs

36 Jahre alt, ledig, Grundschullehrerin, ausgebildete Heilpraktikerin, passionierte Ausdauersportlerin, allgemein sehr sportlich und langjährige Yogaschülerin, der unterschiedliche Übungsstile bekannt sind

Nach der Diagnose Brustkrebs hat sich die Patientin noch bewusster und ausgewogener ernährt und ihren Sport beibehalten. Zunächst wurde eine Operation durchgeführt, Metastasen sind keine bekannt und bisher erhielt Frau N. acht von 32 Bestrahlungen. Seit der Operation darf sie nicht mehr joggen. Die Narbe heilt gut, ist jedoch dehnungsempfindlich. Aufgrund der Bestrahlung ist besondere Vorsicht geboten, da das Hautareal sehr empfindsam und leicht schmerzhaft geworden ist. Durch die einhergehende Schonhaltung der Schulter, sowie durch den Mangel an der gewohnten Bewegung, klagt Frau N. über Rückenschmerzen und das Gefühl der verkürzten Beinmuskulatur. Mental scheint die Patientin stabil, wirkt allerdings immer ein wenig „aufgedreht". Wir haben ein 20-Minuten-Programm zusammengestellt, um am Morgen und Abend den Rücken zu entlasten und die Beinmuskulatur zu dehnen. Darüber hinaus können die Schultergelenke auf diese Art so mobil wie möglich bleiben.

Rückenlage

1)   Ausstrecken, recken und strecken, soweit es die Schultergelenke zulassen

2)   Beine aufgestellt, die Hände an die Rippen, zehn Atemzüge Bauchatmung, zehn Atemzüge Flankenatmung, anfangs durch die Nase einatmend, durch den Mund ausatmend, dann nur noch Nasenatmung

3)   Apanasana ausführen mittels der bewussten Atemführung bis zu einer Minute

4)   Dynamischer Bewegungsablauf: Arme werden auf Höhe der Schultern abgelegt, Handflächen weisen Richtung Decke, einatmend beide Bein zur Decke strecken, ausatmend in die Bauchpressenhaltung, dabei wird die Stirn Richtung Knie gezogen, einatmend in Schulterbrücke, die Arme liegen wieder auf Schulterhöhe, ausatmend in die gleiche Variante von Bauchpressenhaltung gelangen (für drei bis fünf Mal je nach Tagesform)

5)   In der Rückenlage die Auflagefläche der Wirbelsäule bis zu einer Minute erfahren

Vierfüßlerstand, über die rechte Seite in diese Ebene wechseln

6) Hände unter die Schultergelenke, Knie unter die Hüftgelenke platzieren, ausatmend Rücken in den Katzenbuckel runden, einatmend Rücken lang machen und Blick nach vorne in den Pferderücken richten: WS-Welle zehn Mal ausführen

7) Kind- und Katzenhaltung mittels bewusster Atemführung fünf Mal ausführen

8) Gestreckte Katzenhaltung und Katzenhaltung, je Seite fünf Mal ausführen

9) Kindhaltung als kurze Kontemplationsphase bis zu einer halben Minute halten

Stand, über die Hocke und einem langsamen Hochrollen in diese Ebene wechseln

10) Trikonasana, je nach Belastung eine Hand auf die Hüfte und nicht zur Decke strecken, für fünf bis acht Atemzüge, dann Seite wechseln

11) Baumhaltung in Variationen, abhängig von der Tagesform so lange halten wie es der Übenden gut tut

Sitz und Rückenlage

12) Halber Drehsitz, der Fokus liegt auf der Atmung und nicht so sehr auf der Rotation, je Seite acht bis zehn Atemzüge halten

13) Ruhelage am Schluss in der Rückenlage

Ausführliche Beschreibungen der Übungen unter „Hatha-Yoga"

3. Übung	vgl. 2.1.7 Konzeptunabhängige Haltungen, Apanasana, S. 57
4. Übung	vgl. 2.1.8 Dynamische Bewegungsabläufe, 5. Karana in modifizierter Form, Seite 73
6. Übung	vgl. 2.1.8 Dynamische Bewegungsabläufe, 3. Karana, Seite 72
7. Übung	vgl. 2.1.8 Dynamische Bewegungsabläufe, 2. Karana, ohne Hundehaltung, Seite 71
8. Übung	vgl. 2.1.8 Dynamische Bewegungsabläufe, 4. Karana, Seite 72
10. Übung	vgl. 2.1.4 Konzept Seitbeuge, Trikonasana, Seite 50
11. Übung	vgl. 2.1.6 Konzept Gleichgewichtshaltung, Vrikshasana, Seite 55
12. Übung	vgl. 2.1.3 Konzept Drehung, Ardha Matsyendrasana, Seite 43
13. Übung	vgl. 2.1.7 Konzeptunabhängige Haltungen, Shavasana, Seite 61

Feedback: Durch die bewusste Atemführung während des Übens werden Frau R. immer längere Spaziergänge möglich. Derzeit kann sie bis zu einer Stunde täglich spazieren gehen und übt dabei besonders ihren Atem: Einatmung auf vier, Ausatmung auf sechs. Auf diese Art trainiert sie ihre Kondition und tut sich später leichter mit dem Wiedereinstieg ins Joggen.

3.2.1   Allgemeine Ableitung aus der Symptomatik „Brustkrebs"

Psychosomatisch gesehen ist die Krebserkrankung ein sehr belastender Prozess. Es gilt, die Übende in der jeweiligen Tagesform „abzuholen". An besonders schwachen Tagen wird hauptsächlich in der Rückenlage gearbeitet, häufig mit Atemlenkungen oder mit dem Nyasa aus Yoga Nidra (die Übungsstunde beendend). An kraftvolleren Tagen, kann die Übende auch schon mal einen abgewandelten Sonnengruß über den Vierfüßlerstand wagen (vgl. 2.1.8 Dynamische Bewegungsabläufe, 1. Karana in der sanften Variante, Seite 66). Der Einstieg über die Rückenlage dient in diesem Fall, auf der Matte anzukommen, denn der Bodenkontakt gibt Halt. An besonders labilen Tagen kann die Übende alternativ zugedeckt werden, um das Sicherheitsgefühl zum Einstig in die Stunde zu verbessern. Bei Krebspatienten erscheint es generell sinnvoll, im Sinne von Yoga Nidra oder gezielt geführten Atemlenkungen (vgl. 3. Modul, Nyasa oder 2.4.1. Psychosomatische Störungen) mental zu arbeiten.

3.3   Beispiel: Herr K., Bluthochdruck

76 Jahre alt, seit 15 Jahren Rentner, leidenschaftlicher Gärtner, gewöhnt an körperliche Arbeit, hat nie bewusst Sport getrieben, sonniges Gemüt

Während seiner Reha nach einem Herzinfarkt ist er mit Yoga in Berührung gekommen und hat vor allem die Atem- und Entspannungstechniken schätzen gelernt. Bedingt durch sein hohes Alter und leichtem Übergewicht werden einige Asanas im Sitzen geübt, da er aufgrund von Kurzatmigkeit nicht flach auf dem Rücken liegen kann und im Sitzen am Boden häufig der vermehrte Bauchumfang stört. Vorbeugen sollten langsam eingenommen und der Kopf nicht zu tief gehalten werden, da er eingestellter Hypertoniker ist.

Für Herrn K. wird eine 15-Minuten-Einheit erarbeitet, die er flexibel in seinen Tagesrhythmus einbaut.

Herr K. beginnt seine Stunde auf einem Stuhl, ohne sich an der Rückenlehne zu stützen

1)   Atembeobachtung Bauchatmung / Flankenatmung circa zwei Minuten

2)   Beine breit stellen, den Oberkörper nach vorne abrollen, den Kopf Richtung Füße kurz hängen lassen ausatmend, einatmend die Arme gestreckt nach oben nehmen, den Rumpf wieder aufrichten für fünf bis acht Mal

3)   Aufrechter Sitz, auf der Stelle gehen, die Knie weit nach oben anheben, Konzentration auf den Atem richten bis dieser unregelmäßig wird

4)   Drehsitz bis zu fünf Atemzüge je Seite

Stand

5)   Nach unten blickende Hundehaltung mit Stuhl für drei bis fünf Atemzüge (drei Mal)

6)   Baumhaltung auf dem Stuhl, je Seite bis zu acht Atemzüge

Rückenlage

7)   Auf dem Sofa ruhend unterstützt mit zwei Kissen unter dem Kopf, der Bauchatmung folgend für fünf Minuten

Ausführliche Beschreibung der Übungen unter „Hatha-Yoga"

1. Übung	vgl. 2. Modul, 2.2.1 Vollatmung hier mit Fokus auf die Bauch- und Brustkorbatmung, Seite 75
2. Übung	vgl. 2.1.1 Konzept Vorbeuge, Uttanasana auf dem Stuhl, Seite 22
4. Übung	vgl. 2.1.3 Konzept Drehung, Ardha Matsyendrasana auf dem Stuhl, Seite 44
5. Übung	vgl. 2.1.1 Konzept Vorbeuge, Adho mukha shvanasana mit Stuhl als Alternative der Haltung, Seite 19
6. Übung	vgl. 2.1.6 Konzept Gleichgewichtshaltung, Vrikshasana auf dem Stuhl, Seite 56

Feedback: Das unkomplizierte Üben ohne Matte erfreut Herrn K. sehr, wodurch er in seiner Selbstwirksamkeit gestärkt wird. Er baut das Übungsprogramm je nach Bedarf in sein tägliches Leben ein – sogar im Urlaub, da er keine Matte sondern lediglich einen Stuhl zum Üben benötigt. Er fühlt sich aufgrund des Bluthochdrucks und des Übergewichts im Liegen unwohl und freut sich über das problemlose Umsetzen der Haltungen im Sitzen. Aus diesem Grund ist ihm ein Abschluss in der Rückenlage auf der Couch lieber.

3.3.1   Allgemeine Ableitung aus der Symptomatik „Bluthochdruck"

Bluthochdruck ist eine häufige Erscheinungsweise des hohen Alters. So sind ca. 2/3 der über 70-Jährigen von Bluthochdruck betroffen. Ein über viele Jahre zu hoher Blutdruck kann verschiedene ernsthafte Erkrankungen wie Herzinfarkt, Schlaganfall oder ähnliches zur Folge haben. Generell eignet sich für Menschen mit dieser Symptomatik ein Üben auf dem Stuhl. Viele Haltungen werden im Kapitel „Hatha-Yoga" adäquat für den Stuhl dargestellt.

3.4 Beispiel Herr B., Knieprobleme (Meniskus)

Herr B., 44 Jahre alt möchte gerne Ashtanga Yoga üben, ein Yogastil, der von Pattabhi Jois entwickelt wurde. Er hat bereits an mehreren Kursen dieser Art teilgenommen. Allerdings hat er nach Haltungen mit intensiven Kniebeugen an die Kursstunden anschließend Schmerzen im Knie feststellen müssen. Er wünscht sich nun ein intensives Einzeltraining, um diesen Schmerzen entgegenzuwirken. Für derartige Problematiken sei angemerkt, dass ein langsames Vorgehen in Einzelsitzungen ratsam ist. Aus diesem Grund wird „nur" ein 10-Minuten-Programm erarbeitet, allerdings verbunden mit dem Rat, jeden Tag zu üben.

Rückenlage

1) Arme sind locker neben dem Körper abgelegt, der Übende beginnt nun in großen Bewegungen mit den Beinen in einer Vor- und einer Rückwärtsbewegung Fahrrad zu fahren, um die Kniegelenke ohne Belastung zu mobilisieren, ein bis zwei Minuten

Vierfüßlerstand, über die rechte Seite in diese Ebene wechseln

2) Nach unten blickende Hundehaltung: Aus dem Vierfüßlerstand (Knie unterpolstern) ausatmend in die nach unten blickende Hundehaltung gehen und mit fünf Atemzügen verweilen, langsam steigern bis zu zehn Atemzügen, jeweils einatmend in den Vierfüßlerstand zurückkehren.
Diesen Ablauf vier bis fünf Mal wiederholen.

Um zunächst von den Knieschmerzen abzulenken ist es sinnvoll, den ganzen Körper einzubeziehen, was aufgrund der Komplexität dieses Asanas gegeben ist. Darüber hinaus kann explizit die achsiale Kniebeuge geübt werden, indem der Übende auf der Stelle geht. Weiterhin muss er die Knie soweit beugen, dass sich der Unterbauch und der Ansatz der Oberschenkel berühren. Auf diesem Wege erlernt er, die sanfte Kniestreckung durchzuführen, um auf eine angepasste Streckung zu achten.

Stand, in den der Übende über einen Ausfallschritt gelangt, indem er sich mit den Händen auf dem vorderen Knie stützt

3) Trikonasana; dieses Asana ist ideal, um dem Übenden die Vernetzung der Hüfte mit dem Knie und dem Fuß zu vermitteln. Das Knie befindet sich über dem Fuß und eine Außenrotation im Hüftgelenk wird erzielt. Diese Haltung dient der Kniestabilität und der Muskelaufbau des Quadrizeps wird gefördert, jede Seite bis zu fünf Atemzüge üben.

Sitz

4)   Sitz mit Kniebeuge, Fersensitz zur Wahrnehmung der Bauchatmung, ein bis drei Minuten, langsam steigern; im Einzelfall kann versucht werden, zwischen Ober- und Unterschenkel durch einen doppelt gelegten Gürtel etwas „Platz" zu schaffen, eine weiche
Handtuchrolle kann ebenfalls Entlastung bringen. Ist in keiner Variante ein schmerzfreies
Üben möglich, dann sollte auf eine entsprechende Sitzhaltung verzichtet werden und
alternativ zum Meditationshöckerchen gegriffen werden.

Ausführliche Beschreibung der Übungen unter „Hatha-Yoga"

1. Übung	vgl. 2.4.2.5 Yoga für Senioren nur Punkt 1) und 2), Seite 107
2. Übung	vgl. 2.1.1 Konzept Vorbeuge, Adho Mukha Shvanasana, Seite 18
3. Übung	vgl. 2.1.4 Konzept Seitneigung, Trikonasana, Seite 50

Feedback: Herr B. nimmt die langsame, jedoch stete Verbesserung seines Knies wahr. Er ist
erfreut, dass sich die Kniestabilität unter größeren Anstrengungen wie längeres Strecken durch
langsames, gezieltes Training verbessert hat. Er hat sich verschiedene Haltungen auf unterschiedlichen Ebenen erarbeitet (Rückenlage, Sitz und Stand) und hat dadurch gelernt, differen-
zierter zu üben, um sein Knie unterschiedlichen Belastungssituationen auszusetzen.

3.4.1   Allgemeine Ableitung aus der Knie-Symptomatik

Ein Grundprinzip gilt bei allen Knieproblemen: Zuerst wird die Hüftbewegung eingeleitet,
dann folgt das Knie. Ansonsten sind die Kompressionsbelastungen – auch für das gesunde
Knie zu hoch.

Zunächst sollten adäquate Übungen in der Rückenlage gewählt werden, weil keinerlei Gewicht auf den Knien lastet. Darauf kann die nach unten blickende Hundehaltung erfolgen,
die statisch zunächst kurz und dann immer länger gehalten werden kann. In Standhaltungen,
insbesondere in Trikonasana, wird die richtige Fußstellung erlernt und der Quadrizeps aktiviert, woraus sich eine Stabilisierung des Kniegelenks ergibt.

3.5   Beispiel Frau P., akute Schulterprobleme, psychische Labilität

Frau P. ist 28 Jahre, verheiratet, junge Mutter und Hausfrau

Nach einem ersten Gespräch hat sich herausgestellt, dass sich das Kind von Frau P. noch in der Kleinkindphase befindet und daher oft getragen werden muss. Frau P.'s Wohnung liegt im dritten Stock ohne Aufzug, woraus sich weitere Tragearbeiten, zum Beispiel die des Einkaufs ergeben. Frau P. besitzt langjährige Yogaerfahrung. Allerdings ist sie der Meinung, dass in vielen Yogahaltungen die vielfachen Armbewegungen und -positionen die Schulterproblematik verschlimmern würden und hat daher überlegt, die Yogapraxis einzustellen.

Basierend auf dieser Annahme haben wir ein 4-Wochen-Yogaprogramm erarbeitet, das sie abends durchführen kann, wenn der Ehemann das Kind ins Bett bringt.

Vierfüßlerstand

1)   Wirbelsäulen-Welle, zehn Mal

2)   Nach unten blickende Hundehaltung, fünf Atemzüge halten mit fünf Wiederholungen

Rückenlage

3)   Nyasa aus Yoga Nidra mittels der Ansage eines Therapeuten, später mit Hilfe einer adäquaten CD

Ausführliche Beschreibung der Übungen unter „Hatha-Yoga"

1. Übung   vgl. 2.1.8 Dynamische Bewegungsabläufe, 3. Karana, Seite 72

2. Übung   vgl. 2.1.1 Konzept Vorbeuge, Adho Mukha Shvanasana, Seite 18

3. Übung   vgl. 3. Modul, 2.3.3 Nyasa, Seite 84

Feedback: Nach den vier Wochen fleißigen Übens teilte mir die Übende mit, dass sie wesentlich mehr Kraft in den Armen und in der Rückenmuskulatur entwickelt hätte. Durch die regelmäßigen „Auszeiten" am Abend ist sie auch mental ausgeglichener geworden und wagt sich nun auch wieder an die Sonnengrüße. Sie übt anstelle der WS-Welle fünf Mal wöchentlich den Sonnengruß und wird die Anzahl der Wiederholungen im Laufe der Wochen von zwei auf sechs Sonnengrüße steigern (vgl. 2.1.8 Dynamische Bewegungsabläufe, 1. Karana, Seite 63). Innerhalb des Sonnengrußes kann sie flexibel entscheiden, mit wie vielen Atemzügen sie in der nach unten blickenden Hundehaltung verweilen möchte, idealerweise zwischen fünf und zehn Atemzüge. Yoga Nidra schließt sie bei Bedarf an.

3.5.1   Allgemeine Ableitung aus der Schulter-Symptomatik

Schulterprobleme können durch die Stabilisierung des Schultergelenks innerhalb von Adho Mukha Shvanasana par excellence gelöst werden. Aufgrund der Komplexität der Haltung werden darüber hinaus die langen Rückenstrecker der Wirbelsäule gestärkt, woraus nicht nur ein starker Rücken im physischen, sondern auch im mentalen Sinne resultieren kann. Die Schulterproblematik könnte ebenso durch psychosomatische Störungen hervorgerufen worden sein. Die mentale Kraft des Yoga spielt ohnehin besonders bei jungen Müttern eine wesentliche Rolle, da sie rund um die Uhr zur Verfügung stehen müssen, woraus eine nervliche Anspannung der Mütter entstehen kann. Daher empfiehlt sich ein regelmäßiger Tagesablauf mit Entspannungseinheiten, wie zum Beispiel das Nyasa und ausreichend Bewegung, die in adäquatem Verhältnis zueinander stehen sollten.

Eine ausgeglichene Mutter bedingt ein ausgeglichenes Kind.

3.6   Beispiel Herr S., Wirbelsäulen-Problematik

Herr S., Ende 40, verheiratet mit zwei Kindern, im Finanzamt vorwiegend sitzend tätig, ausgeglichenes, etwas träges Gemüt

Vor einigen Jahren wurde bei ihm ein Bandscheibenvorfall im vierten Lendenwirbel diagnostiziert, der jedoch ausgeheilt ist. Dennoch verspürt Herr S. seit einigen Monaten wieder Schmerzen im unteren Rücken, die ihn teilweise sogar am Ein- und Durchschlafen hindern. Ein Arztbesuch hat ergeben, dass organische Ursachen ausgeschlossen werden können. Aufgrund eines Tipps einer Arbeitskollegin erfährt er von den Möglichkeiten einer Yogatherapie. Im Rahmen des Erstgespräches wird deutlich, dass Herr S. seit des Bandscheibenvorfalles immer wieder Rückenschmerzen hatte, diesen aber keine große Bedeutung beimaß. Er erinnerte sich darüber hinaus, wie wenig sich damals seine Frau und auch seine Familie über den Bandscheibenvorfall sorgten. Darüber ärgerte er sich damals sehr. Seit einem Jahr arbeitet er mit einem jungen Kollegen zusammen, den er auch eingearbeitet hat. Seit einiger Zeit bemüht sich Herr S. – auch auf Drängen seiner Frau – im Finanzamt, sich auf höhere Positionen zu bewerben. Kürzlich erfuhr er, dass die neu zu besetzende Stelle des Abteilungsleiters, auf die er sich ebenfalls beworben hat, von dem neuen Kollegen übernommen wird. Zu diesem Ärger gesellt sich nun die Wut auf seine Frau, die ihn regelmäßig bedrängt, ehrgeiziger zu sein, obwohl er mit seiner Stelle eigentlich zufrieden ist.

Für Herrn S. eignen sich leichte Mobilisierungs- und Entspannungsübungen. Wir arbeiten gemeinsam ein 15-minütiges Programm aus, das er morgens vor der Arbeit durchführen kann. Um der leichten Lethargie Herrn S. keinen Vorschub zu leisten, beginnt er im Sitzen mit einem Meditationshöckerchen.

Sitz

1)   Wahrnehmung des allgemeinen körperlichen Zustandes und des Atems für circa eine halbe Minute

2)   Atemlenkung über den Stirnraum; Zunächst mit einfacher Handhaltung, mit zunehmender Übungspraxis erfolgt die Ausführung der Fäuste für drei bis fünf Minuten, die Zeitsteigerung erfolgt analog zur fortschreitenden Übungspraxis

Vierfüßlerstand

3)   WS-Welle, acht Mal

4)   Vierfüßlerstand und gestreckte Katzenhaltung jede Seite fünf Mal

5)   Kindhaltung, Katzenhaltung, nach unten blickende Hundehaltung mit Klötzen, die letzte Haltung statisch für fünf Atemzüge (fünf Mal), zum Schluss in der Kindhaltung verweilend, mit einer kleinen Handtuchrolle zwischen Unter- und Oberschenkeln

Stand, in den der Übende über einen Ausfallschritt gelangt, indem er sich mit den Händen auf dem vorderen Knie stützt

6)   2. Heldenhaltung, um mit Selbstvertrauen in den Tag zu starten, je Seite vier bis fünf Atemzüge zu Beginn, mit fortschreitender Übungspraxis kann bis zu acht Atemzüge je Seite gehalten werden

7)   Allgemeines Schlackern um die Körperachse, um die Muskeln abschließend zu lockern

Ausführliche Beschreibung der Übungen unter „Hatha-Yoga"	
2. Übung	vgl. 2.4.1 Psychosomatische Störungen, 3. Übung, Seite 90
3. Übung	vgl. 2.1.8 Dynamische Bewegungsabläufe, 3. Karana, Seite 72
4. Übung	vgl. 2.1.8 Dynamische Bewegungsabläufe, 4. Karana, Seite 72
5. Übung	vgl. 2.1.8 Dynamische Bewegungsabläufe, 2. Karana, Seite 70
6. Übung	vgl. 2.1.2 Konzept Rückbeuge, Virabhadrasana II, Seite 35
7. Übung	vgl. 2.4.2.5 Yoga für Senioren, Seite 109

Feedback: Insgesamt wird Herrn S. der Erwerb einer Yoga-Nidra-CD empfohlen – diese möge er drei Mal die Woche abends hören, gegebenenfalls als Einschlafhilfe. Nach wenigen Wochen der Übungspraxis gibt Herr S. die Rückmeldung, dass die Schmerzen am Tag des Übens und des Folgetages nahezu verschwunden seien. Diese Tatsache hat ihn derart motiviert, dass er jeden zweiten Tag das Programm praktiziert. Das Hören der Yoga-Nidra-CD bringt ihn darüber hinaus zur Ruhe, so dass er sich gedanklich viel seltener mit seinen Rückenschmerzen befasst.

3.6.1 Allgemeine Ableitung aus der Wirbelsäulen-Symptomatik

Der Fall von Herrn S. zeigt, wie sehr Rückenleiden seelischer und damit psychosomatischer Natur sein können. Jeder kennt den Ausspruch „Das bricht mir das Kreuz". Stress, Überforderung im Arbeits- und/oder Familienleben korrelieren häufig mit einem Verkrampfen der Rückenmuskulatur – bei männlichen Patienten häufiger im unteren Rücken. Im Umkehrschluss können chronische Rückenschmerzen auf die seelische Verfassung schlagen. Im Fall von Herrn S. besonders dann, wenn die Familie diese Problematik über Jahre ignoriert. Anatomisch betrachtet gelangen permanent Schmerzreize über das Rückenmark in das Gehirn und aktivieren das limbische System, in dem Gefühle verarbeitet werden. Über das Gehirn können diese Gefühle zum Immunsystem rückgemeldet werden. So kann es zu wechselseitigen, psychosomatischen Störungen kommen. Entsprechend eignen sich leichte Mobilisierungsübungen für die Wirbelsäule ebenso wie Atem- und Meditationsübungen. Aufenthalte an der frischen Luft mit Sparziergängen gehören unabdingbar auch auf eine Empfehlungsliste. Allgemein kann über die Krankenkasse ein mobiler Schreibtisch für den Arbeitsplatz beantragt werden, der einen Wechsel zwischen Stehen und Sitzen erlaubt. Übergewicht kann den Rücken zusätzlich belasten, eine ausgewogene Ernährungsempfehlung sollte in solchen Fällen berücksichtigt werden. Über einen Matratzenwechsel sollte insbesondere bei Schlafproblemen nachgedacht werden.

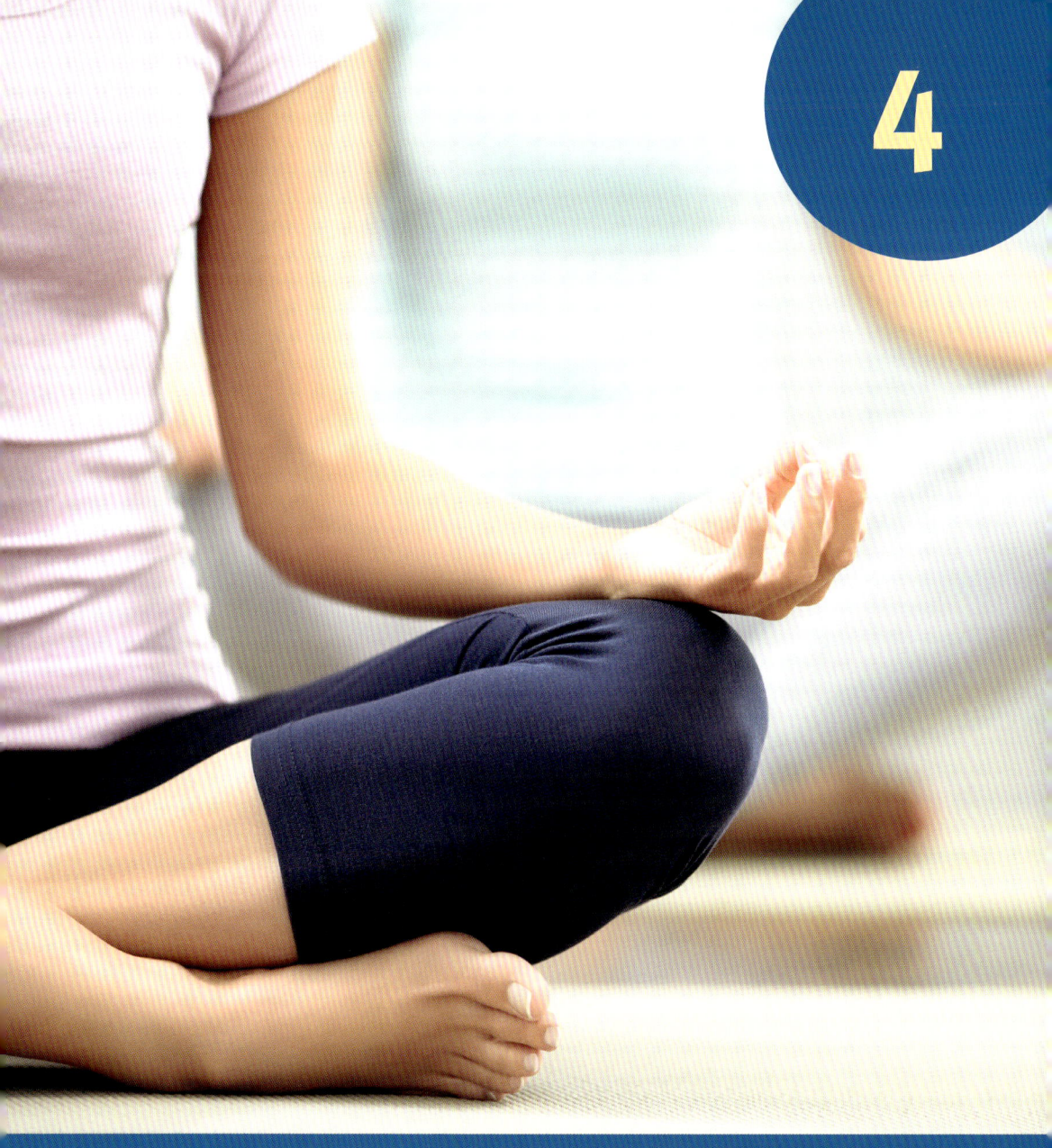

Indikationen und passende Übungen

		HWS	Kopf-schmerzen	LWS	Bandscheiben-vorfall (ausgeheilt)
Erstes Kapitel „Hatha-Yoga"	1. Modul: Asanas, ab Seite 18				
Adho mukha shvanasana	1.1 Vorbeugen	X	X	X	X
Prasarita Padottanasana	1.1 Vorbeugen			X	X
Uttanasana	1.1 Vorbeugen			X	X
Parsvottanasana	1.1 Vorbeugen			X	X
Pashcimottanasana	1.1 Vorbeugen			X	X
Dvi pada pitham	1.2 Rückbeugen	X		X	X
Virabhadrasana I und II	1.2 Rückbeugen				
Bhujangasana	1.2 Rückbeugen			X	
Shalabasana	1.2 Rückbeugen			X	X
Makarasana	1.3 Drehungen				
(Ardha) Matsyendrasana	1.3 Drehungen				
Pavritta Trikonasana	1.3 Drehungen				
Trikonasana	1.4 Seitneigungen				
Ardha Candrasana	1.4 Seitneigungen				
Parshvakonasana	1.4 Seitneigungen				
Viparita Karani	1.5 Umkehrhaltungen				
Vrikshasana	1.6 Gleichgewichtshaltungen				
Apanasana	1.7 Konzeptunabhängige Haltungen			X	X
Dandasana	1.7 Konzeptunabhängige Haltungen			X	X
Shavasana	1.7 Konzeptunabhängige Haltungen				
Yoga auf dem Stuhl	im 1. Modul unter Asanas integriert			X	X
	1. Modul: 1.8 Karanas, ab Seite 63				
Sonnengruß	1.8 (1)	X		X	
K, K, H, K, K [*1]	1.8 (2)	X		X	
WS-Welle	1.8 (3)	X		X	
GK, K [*2]	1.8 (4)	X		X	
Sch, Bp, T [*3]	1.8 (5)	X		X	
Beckenschaukel	1.8 (5.1)			X	X
	2. Modul Pranayama, ab Seite 75				
Yoga-Vollatmung	2.1		X		
Nadi-Shodhana	2.2		X		
Ujjayi-Atmung	2.3		X		
Zwerchfellatmung	2.4		X		
	3. Modul: Mentale Übungen, ab Seite 80				
Atemkreis	3.1.1				
Atem zählen	3.2				
Nyasa	3.3		X		
	4. Besondere Zielgruppen, ab Seite 86				
Atemlenkungsübungen	4.1				
Yoga für Senioren	4.2	X		X	X

[*1] Kindhaltung, Katzenhaltung, (nach unten blickenden Hundehaltung), Katzenhaltung, Kindhaltung
[*2] Gestreckte Katze, Katze / [*3] Schulterbrücke, Bauchpressenhaltung, Tischhaltung

Beckenboden	BWS	Schultern	Knie	Hüftgelenk	Iliosakral-gelenk	Ischiadikus
		X	X	X	X	X
				X		X
X			X	X	X	X
				X		X
X	X	X	X			
X	X	X	X	X	X	X
X	X					X
X		X			X	X
	X					
	X				X	X
	X					
X	X		X	X	X	X
	X					
			X	X		X
X			X	X		X
				X		
	X			X	X	
	X				X	
	X	X				
	X	X				
	X					X
X	X	X		X		X
X	X	X		X		
X						X
X	X	X	X	X	X	

		Varizen	HSK	Asthma
Erstes Kapitel „Hatha-Yoga"	1. Modul: Asanas, ab Seite 18			
Adho mukha shvanasana	1.1 Vorbeugen			X
Prasarita Padottanasana	1.1 Vorbeugen			X
Uttanasana	1.1 Vorbeugen			X
Parsvottanasana	1.1 Vorbeugen			X
Pashcimottanasana	1.1 Vorbeugen			X
Dvi pada pitham	1.2 Rückbeugen			
Virabhadrasana I und II	1.2 Rückbeugen			
Bhujangasana	1.2 Rückbeugen			X
Shalabasana	1.2 Rückbeugen			
Makarasana	1.3 Drehungen			
(Ardha) Matsyendrasana	1.3 Drehungen			
Pavritta Trikonasana	1.3 Drehungen			X
Trikonasana	1.4 Seitneigungen			X
Ardha Candrasana	1.4 Seitneigungen			X
Parshvakonasana	1.4 Seitneigungen			X
Viparita Karani	1.5 Umkehrhaltungen	X		
Vrikshasana	1.6 Gleichgewichtshaltungen			
Apanasana	1.7 Konzeptunabhängige Haltungen			X
Dandasana	1.7 Konzeptunabhängige Haltungen			
Shavasana	1.7 Konzeptunabhängige Haltungen			
Yoga auf dem Stuhl	im 1. Modul unter Asanas integriert			
	1. Modul: 1.8 Karanas, ab Seite 63			
Sonnengruß	1.8 (1)		X	
K, K, H, K, K [*1]	1.8 (2)		X	
WS-Welle	1.8 (3)			
GK, K [*2]	1.8 (4)			
Sch, Bp, T [*3]	1.8 (5)		X	
Beckenschaukel	1.8 (5.1)			
	2. Modul Pranayama, ab Seite 75			
Yoga-Vollatmung	2.1		X	X
Nadi-Shodhana	2.2			
Ujjayi-Atmung	2.3			X
Zwerchfellatmung	2.4			X
	3. Modul: Mentale Übungen, ab Seite 80			
Atemkreis	3.1.1			
Atem zählen	3.2			
Nyasa	3.3			
	4. Besondere Zielgruppen, ab Seite 86			
Atemlenkungsübungen	4.1			
Yoga für Senioren	4.2	X	X	

[*1] Kindhaltung, Katzenhaltung, (nach unten blickenden Hundehaltung), Katzenhaltung, Kindhaltung
[*2] Gestreckte Katze, Katze / [*3] Schulterbrücke, Bauchpressenhaltung, Tischhaltung

Hypertonie (eingestellt)	Hypotonie	Innere Unruhe	Burnout	Konzentrations-förderng	Vernetzung Gehirnhälften
		X	X	X	
X					
				X	
			X		
	X		X	X	
		X	X		
		X			
		X	X		
		X	X		
		X	X	X	X
		X		X	
		X	X		
X		X	X		
X		X	X		
X					
					X
					X
X	X	X	X		
	X			X	X
	X	X		X	
X	X	X	X		
				X	
				X	
				X	
		X	X	X	X
				X	X unter 2.4.5

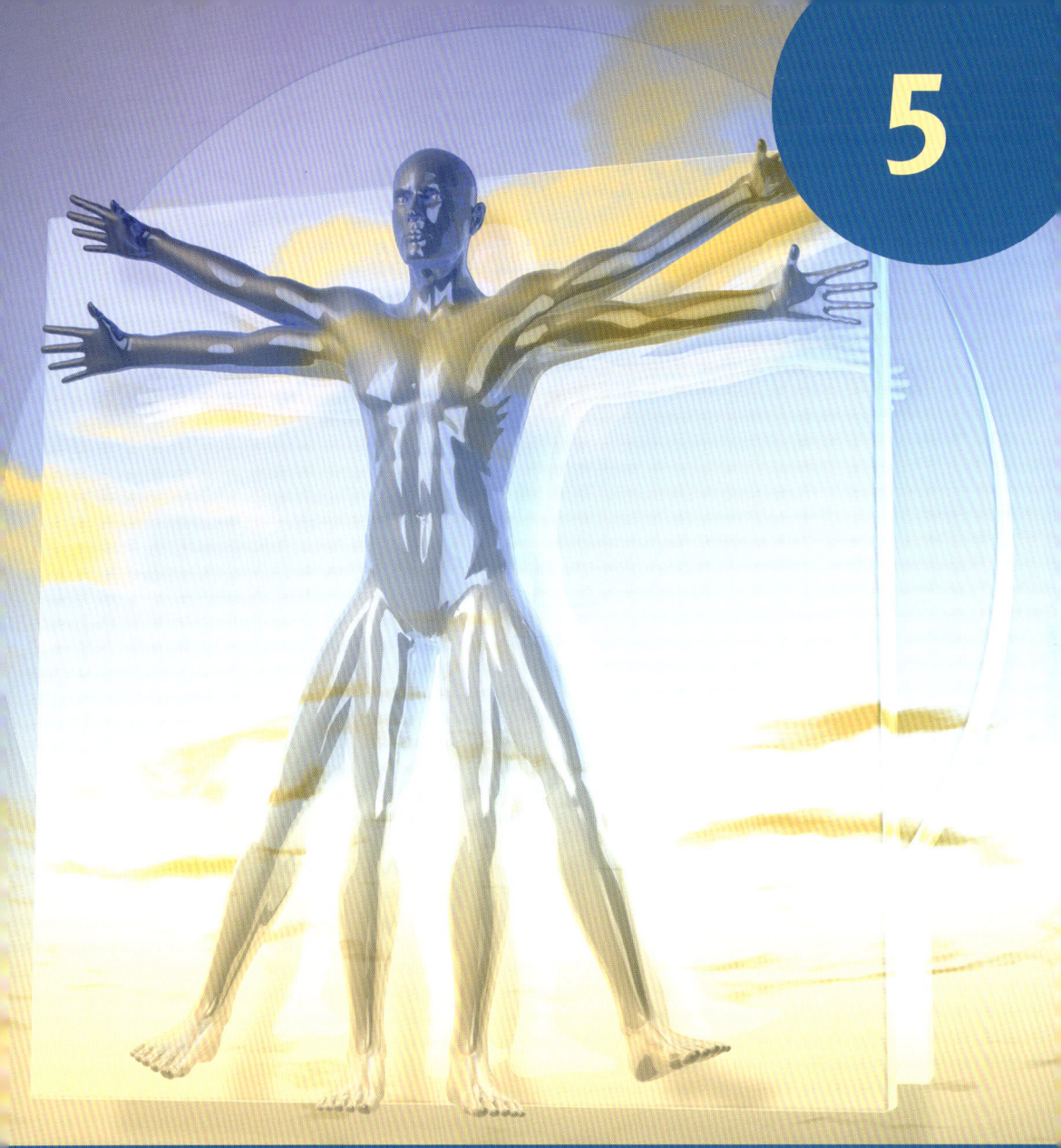

5

Anatomie
Pathologie
Studien

5.   Anatomie – Pathologie – Studien

5.1   Gehirn und Nervensystem

5.1.1   Das Nervensystem

Unser Nervensystem besteht aus zwei Teilen: Dem Zentralnervensystem (ZNS) (Gehirn und Rückenmark) und dem peripheren Nervensystem. Das Nervensystem setzt sich zusammen aus einem somatischen und einem autonomen Teil. Letzterer ist für das innere Milieu unseres Körpers zuständig. Das Nervensystem besitzt efferente und afferente Nerven. Die efferenten Nerven tragen Sorge, dass Signale vom ZNS zu den Erfolgsorganen übertragen werden. Die afferenten Nerven dagegen übermitteln Signale von diesen Organen zurück zum ZNS.

Das autonome System unterteilt sich in sympathische und parasympathische Nerven. Sie werden zentral vom Hypothalamus gesteuert. Die sympathischen Nerven entspringen dem Brust- und Lendenwirbelbereich der Wirbelsäule. Die parasympathischen Nerven entspringen dem Gehirn und dem Kreuzbein. Wenn Signale von diesen Nerven zum Erfolgsorgan übermittelt werden, werden sie einmal über ein Neuron an der Synapse umgeschaltet. Bei den sympathischen Nerven erfolgt die Umschaltung früher, bei den parasympathischen Nerven passiert sie kurz vor dem Erfolgsorgan. Die beiden Systeme haben im Wesentlichen drei Funktionen, wobei sicherlich einige Ausnahmen existieren:

(1)   Die sympathischen Nerven organisieren und mobilisieren Energien, die parasympathischen konservieren Energien.

(2)   Der Input am Erfolgsorgan nivelliert sich seitens des sympathischen und parasympathischen Nervensystems.

(3)   Das sympathische Nervensystem trägt Sorge, dass der Organismus in die Aktivität gelangt, das parasympathische Nervensystem sorgt für die Regeneration.

Neben den aus der Wirbelsäule austretenden Nerven existieren zwölf paarige Hirnnerven. Sie sind von I bis XII analog zu ihrem Austreten aus dem Gehirn von oben nach unten nummeriert. Wie zahlreiche Forscher herausgefunden haben, ist der zehnte Hirnnerv, der Nervus vagus für die Meditation entscheidend, weil dieser mit dem Herzen und den Eingeweiden korrespondiert und als Teil des Parasympathikus eine zentrale Rolle einnimmt (vgl. 2. Kapitel Hatha-Yoga, 2.4.1 Psychosomatische Störungen).

5.1.2 Nervenzelle

Es gibt verschiedene Klassen von Neuronen, jedoch sind die meisten Neuronen multipolar, besitzen also mehr als zwei Fortsätze (Dendriten). Entsprechend beziehen sich die nun folgenden Merkmale eines typischen Neurons auf die einer multipolaren Nervenzelle. Jede Nervenzelle (Neuron) besitzt einen Zellkörper (Soma), von dem kurze Verästelungen oder Fortsätze ausgehen (Dendriten). Dort finden die meisten synaptischen Kontakte von anderen Neuronen statt. Über den Axonhügel schließt das Axon an, welches bis zu einem Meter lang sein kann (Ausnahme sind die Interneuronen). Schwannsche Zellen sind Stütz- oder Hüllzellen, die für die fetthaltige Isolierung vieler Axone verantwortlich sind und Myelinsegmente um das Axon bilden. Die Myelinisierung erhöht die Geschwindigkeit der Weiterleitung eines Impulses. Ranvier-Schnüre stellen die Lücken zwischen zwei myelinisierten Segmenten dar und lassen den Impuls entlang des Axons springen, um die Informationsweiterleitung darüber hinaus zu beschleunigen. An das Axon schließen sich Endköpfchen an, welche Verdickungen darstellen, die chemische Substanzen an den Synapsen freisetzen. Synapsen sind Spalten zwischen Neuronen, über die die chemischen Signale, die sogenannten Neurotransmitter, übertragen werden. Neurotransmitter können über den Blutkreislauf Informationen an verschiedene Organe oder Drüsen vermitteln, um bestimmte Reaktionen auszulösen. Eine Reaktion kann zum Beispiel sein, dass Noradrenalin und Adrenalin ausgeschüttet werden, weil zuvor das Nebennierenmark angestoßen wurde, um für eine stressige Situation im Muskelsystem, im Herz-Kreislauf- und im Drüsensystem kurzfristig Energien zu mobilisieren.

5.1.3 Rückenmark und Abschnitte des Gehirns

Das Rückenmark und das Gehirn sind von drei schützenden Hirnhäuten (Dura mater, Arachnoidea mater und Pia mater als innerste Hirnhaut) umgeben. Darüber hinaus liegt das Rückenmark sicher vor äußeren Einwirkungen im Rückenmarkskanal. Die graue Substanz innerhalb des Rückenmarks, die von einer weißen Substanz umgeben ist, sieht von oben betrachtet wie ein Schmetterling aus. Die graue Substanz enthält primär Nervenzellen, die weißen meist myelinisierte Axone. Das Rückenmark ist analog zu den einzelnen Wirbelsäulenabschnitten (Ausnahme bildet das Halssegment) in Segmente unterteilt und besitzt links und rechts jeweils einen Spinalnerv, der aus einer Vorderwurzel (Ausgangsstelle der efferenten Nerven) und einer Hinterwurzel (Eingangsstelle der afferenten Nerven) besteht. Die Arbeitsteilung der beiden Wurzeln ist eindeutig: Die Vorderwurzel trägt motorische Signale vom Rückenmark weg zur Skelettmuskulatur, die Hinterwurzel empfängt sensible Informationen aus der Peripherie, wie zum Beispiel Druck-, Temperatur-, oder Schmerzempfinden sowie Informationen von den Gelenken.

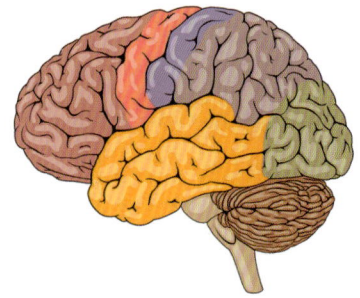

Das menschliche Gehirn besteht aus dem Hirnstamm und dem Vorderhirn. Das Vorderhirn wird in Zwischenhirn und Großhirn unterteilt. Das Großhirn hat zwei Hemisphären, in der sich die linke und die rechte Hirnkammer gefüllt mit Liquor befinden. Sie sind über den Corpus Callosum verbunden. Der Hirnstamm setzt sich aus drei Strukturen zusammen:

(1)   Medulla Oblongata als verlängerter Teil der Wirbelsäule, die Signale aus dem Körper in höher gelegene Hirnregionen überträgt.

(2)   Darüber befindet sich das Metencephalon mit seiner ventral liegenden Brücke (Pons) und dem dahinter liegenden Kleinhirn (Cerebellum), das der Brücke wie ein Rucksack aufzuliegen scheint. Im Kleinhirn befinden sich einerseits sensomotorische Strukturen, die geschädigt mit einem Kontrollverlust von präzisen Bewegungen einhergehen können. Andererseits finden in diesem Teil des Gehirns auch kognitive Prozesse statt, denn Schäden können Defizite in Entscheidungs- und Sprachprozessen zur Folge haben.

(3)   Das Mittelhirn wird vor allem mit Sehen assoziiert, aber auch mit Hören, Bewegungskontrolle, Schlaf, Aufmerksamkeit und so weiter. Hier befinden sich drei farbige Strukturen, wie das periaquäduktale Grau (zentrales Höhlengrau), der Nucleus Ruber (roter Kern) und die Substantia Nigra (schwarze Substanz). Die zuletzt genannte Substanz produziert Dopamin, einen Neurotransmitter, der für Habituation und Motivation eine Rolle spielt.

Im Hirnstamm befindet sich das Neuronennetzwerk „Formatio reticularis", das aus dem verlängerten Rückenmark bis ins Mittelhirn zieht und an vielen wichtigen Funktionen beteiligt ist: Schlaf, Bewegung, Aufrechterhaltung des Muskeltonus und verschiedene Reflexe hinsichtlich des Herz-Kreislauf-Systems und des Atems.

Das Vorderhirn hat zwei Anteile: Diencephalon und zerebraler Kortex, wovon 90 % der Neokortex ausmacht, der evolutionär vergleichsweise „jüngste" Bereich des menschlichen Gehirns. Die Neuronen des Neokortex sind kurz und unmyelinisiert, wodurch sie grau erscheinen. Daher kommt der Name: graue Substanz. Die darunter liegenden Schichten bestehen dagegen aus langen, myelinisierten Axonen und tragen daher den Namen weiße Substanz. Das Diencephalon setzt sich unter anderem aus dem Thalamus und dem Hypothalamus zusammen.

Der Thalamus beinhaltet paarweise angeordnete Kerne, die sensomotorische Signale an den Kortex weitergeben und auch wieder Signale vom Kortex zurück erhalten. Sie sehen aus wie zwei neben einander liegende Eier in der Mitte des Großhirns. Der Hypothalamus befindet sich darunter. Hypo bedeutet unterhalb und ist der Teil des Gehirns, der für grundlegende Instinkte verantwortlich ist und über Botenstoffe die Hypophyse steuert. Der Hypothalamus spielt eine entscheidende Rolle bei der Entstehung von Stress, denn dieser stimuliert mit CRH (Corticotropin-Releasing-Hormon) den Hypophysenvorderlappen, woraus ACTH (adrenocorticotropes Hormon) freigesetzt wird, das wiederum für die Aktivierung von Kortisol aus der Nebennierenrinde verantwortlich ist. Darüber hinaus aktiviert der Hypothalamus das sympathische Nervensystem, das mit dem Nebennierenmark in Verbindung steht und die Ausschüttung von Noradrenalin und Adrenalin auslöst.

Generell ist es wichtig zu verstehen, dass unser Gehirn aus einer großen, einheitlichen Masse besteht. Um sich darin anatomisch und funktionell besser zurecht finden zu können, gibt es verschiedene Orientierungspunkte. Der zerebrale Cortex (Großhirn) sieht von oben betrachtet wie ein großes zerknülltes Laken aus. Die ausgeprägten Falten innerhalb dieses „Lakens" werden als Furchen (Fissurae) bezeichnet, die kleineren als Sulci (Singular: Sulcus). Die ausgebeulten Stellen des „Lakens" sehen wie Erhebungen aus und sind unter dem Begriff Gyri (Singular: Gyrus) bekannt. Die zwei Hemisphären des Großhirns sind durch die Längsfurche voneinander getrennt und nur durch den von einigen Faserzügen durchzogenen Balken (Corpus Callosum) verbunden. Die beiden zerebralen Hirnhälften bestehen jeweils aus vier Gehirnlappen: Stirnlappen, Scheitellappen, Hinterhauptlappen und Schläfenlappen. Die drei erst genannten liegen hintereinander und werden von der Längsfurche durchzogen. Zwischen Stirn- und Scheitellappen, der seitlich liegt, verläuft die Zentralfurche und zwischen den erst genannten Lappen und dem Schläfenlappen verläuft die Sylvische Furche. Um nochmals auf die ausgebeulten Stellen des „Lakens" – die Gyri – zurückzukommen, befindet sich im Stirnlappen der Gyrus praecentralis mit seinem motorischen Kortex. Im Scheitellappen, im Gyrus postcentralis befindet sich der sogenannte Homunkulus – eine Art Meta-Repräsentation unseres Körpers, der für das Nyasa (Körperscan vgl. Kapitel „Hatha-Yoga", 3. Modul 2.3.3 Nyasa, Seite 84) als Teil von Yoga Nidra eine entscheidende Rolle spielt. Für das Nyasa ebenso wichtig ist der Inselkortex, der unterhalb der vier Hirnlappen und oberhalb des limbischen Systems zu finden ist. Der auch unter dem Namen Insula bekannte Kortex wird heute dank umfangreicher Forschungen von A. D. Craig so gut verstanden. In der Zeitschrift „Nature Review Neuroscience" 10/2009 beschreibt zum Beispiel der Artikel „How do you feel now" von Craig das komplexe System der Insula sehr ausführlich. Dieser Gehirnbereich nimmt eine herausragende Stellung ein bei der Wahrnehmung von Körpergefühlen und integriert dabei Informationen verschiedener Gehirnregionen. Er ist zuständig für die Verarbeitungen aus dem sensorischen Gehirn, aus den limbischen Strukturen und gleicht Informationen der bewussten Empfindungen wie Vertrauen, Unwohlsein und ähnlichem ab. Der Inselkortex beantwortet die Frage: „Wie fühle ich mich?" unter Berücksichtigung aller Komponenten aus höheren Regionen. Wie weiter oben beschrieben wird durch das Nyasa eine Verbindung zum Homunkulus hergestellt, der wiederum eine enge Verknüpfung zur Insula aufweist. Die Vermutung liegt nah, dass durch den regelmäßig ausgeführten Körperscan die eigene Körperwahrnehmung und damit einhergehend Stress besser und schneller wahrgenommen wird, wodurch es zu keinem chronischen Stressverlauf kommen muss. Weitere wichtige Strukturen des Großhirns sind das limbische System mit den Basalganglien. Diese sind eine Gruppe großer Kerne, die links und rechts wie zwei Kopfhörer an den an die Form von Eiern erinnernden Thalamus angebracht zu sein scheinen. Die Hörmuschel stellt den Corpus striatum (Streifenkörper) dar, der sich aus dem Putamen und dem Nucleus caudatus (Schweifkörper) zusammensetzt und der tatsächlich als „Schweif" quasi in die Amygdala (Mandelkern) zieht. Neben dem Corpus striatum liegt der Globus pallidus (bleicher Körper). Diese beiden Körper weisen neben den Verbindungen zum Thalamus und Cortex wichtige Verknüpfungen zu dem Neuronennetzwerk „Formatio reticularis" auf, wodurch wiederum die Substanzen Substantia nigra und Nucleus ruber (schwarzer und roter Kern) aus dem Mittelhirn verknüpft sind. Um das „Eiergelege" des linken und rechten Thalamus windet sich das limbische System wie ein Saum, woraus sich der Begriff „Limbus" ableitet. Amygdala verantwortlich für unsere Emotionen, Furcht und Angst, Hippocampus und Gyrus cinguli sind als wichtige Strukturen für diese Gehirnregion zu nennen. Sie weisen eine gute Verbindung zum Thalamus und der Großhirnrinde auf. Darüber hinaus sind dies gut erforschte Teilbereiche. Für unser Verständnis von Meditation und der analogen Forschung ist unter anderem der Hippocamus wichtig, der zu den ältesten Strukturen des menschlichen Gehirns gehört und durch den Neokortex an den mittleren Rand in eine Falte hineingedrängt wurde, die bei näherer Betrachtung wie ein Seepferdchen aussieht. Daher stammt der Name Hippocampus. In diesem Bereich werden Lernprozesse verarbeitet und im Sinne des Kurzzeitgedächtnisses zwischengespeichert. Darüber hinaus findet hierüber die Orientierung statt. Die Rezeptoren des Hippocampus docken im Falle einer normal verlaufenden Stressreaktion an die zuvor ausgeschütteten Kortisolrezeptoren an, damit die Stressreaktion physiologisch koordiniert abläuft. Ein hohes Stressniveau verursacht dagegen eine Überschwemmung des Hippocampus mit Kortisol, was langfristig zu Gewebeschäden führen kann. Meditation kann eine Umkehrreaktion in diesem Abbauprozess darstellen. Die neueste Studie von Hölzel et al. (2011 im „Journal of Psychiatric Research" veröffentlicht) konnte beweisen, dass durch Meditation die grauen Zellen im limbischen System, vor allem im Hippocampus sowie im hinteren Teil des Gyrus cinguli (Gürtelwindung) und dem Scheitellappen zunehmen.

5.1.4 Immunsystem

Blut besteht zu 58 % aus Blutplasma und zu 42 % aus festen Bestandteilen. Das Blutplasma setzt sich hauptsächlich aus Wasser (90 %), Proteinen (8 %) und einigen weiteren Stoffen zusammen. Die Proteine werden in der Leber hergestellt und sind Albumin, Gerinnungsfaktor und Komplement. Das zuletzt genannte spielt für unser angeborenes Immunsystem eine wichtige Rolle. Die festen Bestandteile des Blutes sind:

- Erythrozyten, die vorwiegend für den Sauerstofftransport im Blut zuständig sind
- Thrombozyten für die Blutgerinnung
- Leukozyten als wichtigster Bestandteil unseres Immunsystems. Die Arten der Leukozyten gliedern sich in Monozyten (Makrophagen), Granulozyten (Infektabwehr von Bakterien) und Lymphozyten.

Die bedeutendsten Abwehrzellen für unser Immunsystem sind die Lymphozyten. Sie unterscheiden sich in T-Lymphozyten und B-Lymphozyten. Die T-Zellen reifen im Thymus heran, einer Drüse die ab Geburt bis zur Pubertät ihre Hochphase hat. Danach verkümmert sie. Die B-Zellen entstehen im Knochenmark und entwickeln gemäß ihres genetischen Codes diesen einen Rezeptor gegen diesen einen möglichen Erreger. Nach der Entstehung und Reifephase der Zellen wandern sie in die Lymphknoten, den Darm, die Mandeln, die Milz und in den Blinddarm, die elementarsten Organe unseres Immunsystems.

Jeden Tag wird der menschliche Körper von einer Vielzahl von Erregern attackiert, wie zum Beispiel von Pilzen, Bakterien, Viren, Toxiken und so weiter. Um diese Eindringlinge aufzuhalten besitzt das menschliche Immunsystem zwei Abwehrsysteme. Zum einen existiert von Geburt an (bzw. bereits im Mutterleib) das angeborene oder unspezifische Immunsystem, das nach dem Alles-oder-nichts-Prinzip agiert. Dieses System zeichnet sofortige Einsatzbereitschaft aus, eliminiert aber auch ganz unspezifisch all das, was fremd ist. Die Erreger werden zunächst entweder von den aus den Monozyten hervorgegangenen Makrophagen als große Fresszellen angegriffen oder von den Granulozyten. Sie sind vor allem dann aktiv, wenn Erreger über die Haut eindringen. Das im Blut gelöste Komplement kann entweder die Monozyten oder Granulozyten aktivieren, um eine noch unmittelbarere Reaktion auszulösen oder es zerstört den Eindringling selber. Wenn dagegen Viren innerhalb des Körpers auftreten, werden große Lymphozyten, die sogenannten NK-Zellen (natürliche Killerzellen) tätig. Der Nachteil des angeborenen Abwehrsystems ist, dass hinsichtlich der Erreger nicht differenziert werden kann. Für die Spezifizierung ist somit das erworbene oder spezifische Abwehrsystem zuständig, das entsprechend verzögert reagiert. Es ist in der Lage mit einer Vielzahl von Erregern fertig zu werden. Es erwirbt sozusagen im Gegensatz zum unspezifischen System ein Gedächtnis, so dass auf „bekannte" Erreger schneller reagiert werden kann. Auf diese Weise funktioniert beispielsweise eine Impfung: Ein Virus wird dem Körper in abgeschwächter Form geimpft. Das erworbene Immunsystem bildet dazu Antikörper aus, speichert diese und kann sie bei einem erneuten Kontakt mit diesem Virus reaktivieren, bevor der Körper mit einer Krankheit antwortet.

Das angeborene und das erworbene Immunsystem interagieren miteinander, indem zum Beispiel das erst genannte Zytokine ausschüttet, die eine Entzündung im Körper auslösen, wodurch das erworbene System mobilisiert wird. Außerdem kann eine Aktivierung des zweiten Systems erfolgen, wenn das erste die Vielzahl von Erregern nicht mehr stoppen kann. In diesem Fall gelangen Makrophagen sowie Bestandteile der Erreger vom Entstehungsort des Angriffes in das lymphatische Gewebe. Von dort wandern sie in die Lymphknoten, das lymphatische Gewebe des Darms oder in die Mandeln. In all diesen lymphatischen Organen können die Lymphozyten initialisiert werden. Die spezifische Immunität erfolgt, wenn die Makrophagen ihren Erreger „fressen" und dessen Antigen anschließend auf ihrer Oberfläche präsentieren. In diesem Fall teilen sich die Lymphozyten in zwei Gruppen: Die erste Gruppe stellt die aktivierten B-Lymphozyten dar, die ihre Antikörper entsprechend des „Aussehens" des Rezeptors bilden. Darüber hinaus zerstören die aktivierten T-Lymphozyten ebenfalls die infizierten Zellen, die das Antigen präsentierten. Auf diese Weise ist eine weitere Virusvermehrung nicht möglich.

Die zweite Gruppe stellt die während der Krankheit herausgebildeten Gedächtniszellen der T- und B-Lymphozyten dar, die in den lymphatischen Organen bestehen bleiben – manchmal ein Leben lang. Diese Gedächtniszellen senden regelmäßig „Späher" ins Blut, um einsatzbereit zu sein, wenn sie wieder gebraucht werden. Die Genialität der T- und B-Zellen besteht darin, dass jede einzelne Zelle zu einem bestimmten Erreger passt wie der Schlüssel zum Schloss. Einmal im Thymus oder im Knochenmark gebildet finden die Zellen immer wieder ihr passendes Antigen.

5.1.5   Wechselwirkung Gehirn und Immunsystem

Das Immunsystem beeinflusst im Sinne der Psychosomatik das Gehirn und umgekehrt. Das liegt daran, dass sich beide Strukturen in ihrem Aufbau ähneln. Beide Systeme sind in der Lage, aus ihren Erfahrungen zu lernen. Das Immunsystem erkennt und verarbeitet Signale ähnlich dem Gehirn. Mittels des Botenstoffes Interleukin-1 interagieren Immunsystem und Vagusnerv, ein Hirnnerv des parasympathischen Nervensystems. Dieser im Bauchraum vagabundierende, zehnte Hirnnerv reagiert auf den Botenstoff und meldet dem Gehirn zurück, in welcher Stärke zum Beispiel eine Infektion stattfindet. Das Gehirn wiederum reagiert mittels der Neuronen im Hypothalamus und Hippocampus, die über die efferenten Nerven des Sympathikus und wiederum über den Vagusnerv antworten. Darüber hinaus erfolgt eine Antwort über die Hypophysen-Nebennierenrinden-Achse, so dass vermehrt Kortisol (ein Stresshormon vgl. 4.2 Nervenzelle, gleiches Kapitel) produziert wird. Vagusnerv und Kortisol sind dafür bekannt, die Reaktionen des Immunsystems zu hemmen. Dadurch kann sich das Immunsystem auf einem bestimmten Niveau einrichten.

Immunreaktionen können folglich durch Erfahrungen und Lernprozesse sowohl positiv als auch negativ beeinflusst werden. Das bezieht sich unter anderem auch auf chronische Krankheiten wie das Reizdarmsyndrom oder immer wiederkehrende Rückenschmerzen, für die es keinen organischen Grund gibt. Inwieweit also positive Erfahrungen oder Glaube unser Immunsystem beeinflussen können, ist in dem Artikel „Medizin des Glaubens" vom Dezember 2007 in der Wochenzeitung „Die Zeit" nachzulesen. In diesem wird der Fall einer Nonne bei Aix-en-Provence in Frankreich beschrieben, die mehrere Jahre an Parkinson litt. Durch regelmäßiges Beten und den unerschütterlichen Glauben an den damaligen Papst Johannes Paul II. seien wie durch ein Wunder die Symptome der Krankheit urplötzlich verschwunden. Sie suchte daraufhin ihren Neurologen auf, der das Wunder nur ungläubig bestätigen konnte. Auf die Kraft des Glaubens geht in diesem Artikel der Verhaltensimmunbiologe Prof. Dr. Manfred Schedlowski näher ein. „Wunderheilungen sind kein Voodoo, das können wir erklären", ist Schedlowski überzeugt. „Eine starke Erwartungshaltung verändert die Gehirnchemie, Botenstoffe werden ausgeschüttet, und diese Veränderungen werden über das Nervensystem an den Körper weitergeleitet, wo sie häufig genau die gewünschten Wirkungen in Gang setzen".

Verschiedenste Studien belegen darüber hinaus (z. B. von Rosenkranz et al. im Artikel „Affective style and in vivo immune response: neurobehavioral mechanisms"), dass negativ denkende Menschen eine verminderte neuronale Aktivität im linken Präfrontalhirn besitzen. Diese verminderte Aktivität korreliert unmittelbar mit einer reduzierten Bildung von Antikörpern bei einem Infekt. Positiv ausgerichtete Menschen bilden dagegen im Rahmen eines Infekts entsprechend mehr Antikörper aus und sind somit in der Lage, sich zügiger von diesem zu erholen. Die aufsehenerregende Studie über Achtsamkeitsmeditation von Jon Kabat-Zinn und Dr.

Richard Davidson von der Universität Wisconsin 2003 hat gezeigt, dass Meditation einen negativ denkenden Menschen „umpolen" kann (Davidson et. al. (2003). Alterations in brain and immune function produced by mindfulness meditation. Psychosomatic Medicine; 65: 564-70). Anlässlich dieser Studie führten gestresste Mitarbeiter einer IT-Firma eine achtwöchige Achtsamkeitsmeditation durch. Nach dieser Zeit konnte folgendes festgestellt werden: Die elektrischen Gehirnaktivitäten der Mitarbeiter im präfrontalen Kortex verschoben sich von rechts nach links. Sie bildeten nach einer Grippeimpfung deutlich mehr Antikörper aus als die Personen der Kontrollgruppe. Als interessantes Nebenprodukt entstand die These, dass die meditierenden Mitarbeiter besser mit Frust und Angst umzugehen verstanden als die Mitarbeiter der Kontrollgruppe aufgrund der neuronalen Hirnwellen-Verschiebung. Der Artikel von K.J. Tracey „The inflammatory reflex" von 2002, der in der Zeitschrift „Nature" veröffentlicht wurde legt nah, dass entspannende Übungen, wie zum Beispiel Meditation Auswirkungen auf den Vagusnerv als Teil des parasympathischen Systems haben können. Dieser ist ja bekannt dafür, mit dem Immunsystem zu kommunizieren. Tracey führt aus, dass Meditation den Vagusnerv initialisiert, wodurch Überreaktionen des Immunsystems verhindert werden können, zum Beispiel beim Reizdarmsyndrom oder bei Polyarthritis und ähnlichem. Wissenschaftlich gestützt ist die Tatsache, dass der berühmte indische Yogi Swami Rama durch intensive Meditation seinen Herzschlag verlangsamen und erhöhen kann. Auch das Herz interagiert mit dem Vagusnerv. Also liegt der Schluss nah, dass Meditation, die Zusammenarbeit zwischen Vagusnerv und Immunsystem im höchsten Maße zu unterstützen in der Lage ist. (vgl. „Brain & Mind", Rüegg, S. 150f.)

Geeignete Übungen für den Bereich Psychosomatik

Vgl. zweites Kapitel „Hatha-Yoga"

- Standhaltungen: 1. Modul: Um zunächst Sicherheit zu vermitteln eignet sich eine Auswahl von ein bis zwei Haltungen aus dem Themenfeld Rückbeugen und/oder Balancehaltungen. Daran sollte sich eine Vorbeuge anschließen, um in die Bauchatmung zu gelangen zur Initialisierung des Vagusnerves
- 1. Modul: 2.1.8 Dynamische Bewegungsabläufe Karanas: Sonnengruß
- Atemübungen allgemein: 2. Modul Pranayama
- Atemlenkungsübungen 2.4.1 Besondere Zielgruppen, psychosomatische Störungen
- Konzentrationsübungen: 3. Modul Mentale Übungen und 2.4.2 Zielgruppe Yoga für Senioren: Fahrradfahren und Fingermudras

5.2 Wirbelsäule

Die Wirbelsäule sieht von der Seite betrachtet wie ein Doppel-S aus. Die Schlangenform der Wirbelsäule erklärt sich durch die Stabilitätsfunktion einerseits und durch die enorme Flexibilität andererseits, die der Wirbelsäule einen großen Bewegungsspielraum ermöglicht. Die Wirbelsäule besteht aus sieben Halswirbeln, zwölf Brustwirbeln (Thorax) und vier bis fünf Lendenwirbeln (Lumbal) sowie dem Kreuz-(Sakral) und Steißbein. Die Halswirbelsäule verläuft konkav Richtung Hals als Lordose, die Brustwirbelsäule konvex als Kyphose und die Lendenwirbelsäule wiederum konkav Richtung Bauchraum als Lordose. Die einzelnen Wirbelsäulenabschnitte haben unterschiedliche Aufgaben, woraus sich der Aufbau der Wirbelkörper ergibt. Jedoch stellen die ersten beiden Wirbel der Halswirbelsäule Atlas und Axis eine Sonderform gegenüber den restlichen Wirbeln der Wirbelsäule dar. Sie bilden zusammen mit der Schädelbasis das Kopfgelenk. Die Halswirbel drei bis sieben zeichnen sich durch ihre grazile Bauweise aus für eine umfassende Beweglichkeit. Analog dazu ist die Bauweise

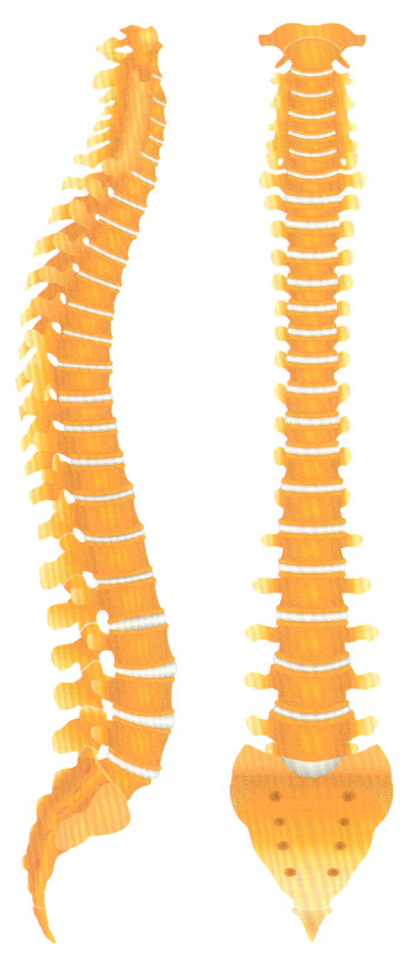

der Brustwirbel. Diese sind mit den Rippen verbunden und bieten den inneren Organen Herz und Lunge einen umfangreichen Schutz. Die Lendenwirbelsäule sorgt dagegen für Stabilität, woraus sich die klötzchenartige Bauweise dieser Wirbelkörper ergibt. Die Wirbel des Kreuzbeines wachsen bis ins junge Erwachsenenalter zu einer knöchernen Platte zusammen.

Ein Wirbel besteht aus einem Körper und einem Bogen, in deren Mitte sich der Wirbelkanal befindet, um dem Rückenmark einen Platz zu geben. Der Wirbelbogen bildet links und rechts eine Erhebung aus – die Facettengelenke, die die einzelnen Wirbel miteinander verbinden. Am hinteren Ende des Wirbelbogens ragt der Dornfortsatz heraus. Die Querfortsätze am Bogen dienen der Muskulatur als Ansatz. Zwischen den Wirbelkörpern befindet sich als Dämpfer die Bandscheibe, die aus einem gallertartigen, hyalinen Kern und dem Faserring besteht. Die Facettengelenke und die Bandscheiben sorgen gleichermaßen für Bewegung.

Pathologie: Wenn der hyaline Kern der Bandscheibe den Faserring nach außen drückt, liegt eine Bandscheibenvorwölbung (Protrusion) vor. Ein Vorfall (Prolaps) entsteht durch das Heraustreten der Flüssigkeit und damit einhergehenden Zerstörung des Faserrings.

In der Zeitschrift „Clinical Journal of Pain" (Ausgabe 2013;13:450–460) veröffentlichten Cramer et al. einen Artikel, in dem sie zehn randomisierte Kontrollstudien mit knapp 1000 Studienteilnehmern untersuchten, denen allen gemeinsam war, dass Yogaübungen eindeutig die Effektivität bei chronischen Problemen im Bereich Lendenwirbelsäule belegen. In ebendiesem Heft (29(3):216-23) wurde darüber hinaus in einer Studie mit 51 Personen von Cramer et al. die Wirksamkeit von Yoga bei Nackenbeschwerden gezeigt. 25 Patienten übten Hatha-Yoga, 26 Patienten andere Übungsformen. Nach der Studie berichteten die Patienten der Yogagruppe über nachlassende Nackenschmerzen und über eine höhere Lebensqualität. Allgemein wird in adäquaten Yogastudien postuliert, dass Yoga die Funktionalität der Nackenmuskeln nachhaltig positiv beeinflussen kann.

Geeignete Übungen Halswirbelsäule (HWS)

Vgl. zweites Kapitel „Hatha-Yoga" 1. Modul Asanas und Karanas

- 2.1.1 Konzept Vorbeugen: Adho Mukha Shvanasana
- 2.1.2 Konzept Rückbeugen: Dvipadapithamasana
- 2.1.8 Dynamische Bewegungsabläufe: 2. Karana, das die Haltung des nach unten blickenden Hundes inkludiert, dabei den ersten Teil des Karanas unter besonderer Berücksichtigung der HWS üben (Bild 1 und 2)

Geeignete Übungen Lendenwirbelsäule

Vgl. zweites Kapitel „Hatha-Yoga" 1. Modul Asanas und Karanas

- 2.1.1 Konzept Vorbeugen
- 2.1.8 Dynamische Bewegungsabläufe Karanas: sämtliche Übungsabläufe

Geeignete Übungen Brustwirbelsäule

Vgl. zweites Kapitel „Hatha-Yoga" 1. Modul Asanas und Karanas

- 2.1.2 Konzept Rückbeuge
- 2.1.3 Konzept Drehung
- 2.1.8 Dynamische Bewegungsabläufe: 2. Karana, das die Haltung des nach unten blickenden Hundes inkludiert

5.3   Becken und Beckenboden

Das Becken besteht aus dem Kreuzbein und dem Hüftbein. Zuletzt genanntes setzt sich aus dem Darm-, Sitz- und Schambein zusammen. Kreuz- und Darmbein werden mittels des Iliosakralgelenks verbunden. Die Hüftbeine erhalten ihre Verbindung durch die Symphyse (Schambeinfuge). Innerhalb des Beckens liegen die drei Schichten des Beckenbodens. In der Medizin herrscht keine Einigkeit darüber, ob die drei Schichten verbunden sind oder nicht. Die äußerste Schicht des Beckenbodens liegt zwischen Schambein und Sitzbein wie eine Acht mit Öffnungen für After, Harnröhre und im weiblichen Becken für die Scheide. Die innerste Schicht verläuft ebenso wie die äußerste als Anusheber. Dagegen liegt die mittlere Schicht zwischen den Sitzbeinhöckern und wirkt verstärkend zwischen innerster und äußerster Schicht.

Pathologie: Blasenschwäche oder Inkontinenz entsteht durch eine Absenkung des Beckenbodens. Gezieltes Yoga-Beckenbodentraining ist eine Maßnahme für mehr Lebensqualität und Kontrolle der Blase.

Genau das wird in der Studie von Kim et al. in der Zeitschrift „Japan Journal of Nursing Science" (Ausgabe 2/2015) bestätigt. 34 Frauen absolvierten ein achtwöchiges Programm, in dessen Rahmen sie zwei Mal die Woche Yoga praktizierten. Danach stellte sich heraus, dass die Beckenbodenmuskulatur gestärkt wurde und damit einhergehende Inkontinenzprobleme zurückgingen. Darüber hinaus berichteten die Frauen über einen Zuwachs an Lebensqualität.

Geeignete Übungen für den Bereich Beckenbodenschwäche
Vgl. zweites Kapitel „Hatha-Yoga" 1. Modul Asanas und Karanas
- Sämtliche Standhaltungen, in denen die Fußstellung eine besondere Rolle spielt durch den unmittelbaren Zusammenhang zwischen Füßen und Beckenboden
- 2.1.2 Konzept Rückbeugen: Dvipadapithamasana
- 2.1.6 Konzept Gleichgewichtshaltungen
- 2.1.8 Dynamische Bewegungsabläufe: 5. Karana, Unterpunkt Beckenschaukel

5.4   Knie

Das Kniegelenk ist eines der größten und kräftigsten Gelenke des menschlichen Körpers. Es ist ein Dreh-Scharniergelenk, das vor allem Beugung und Streckung zulässt. Durch intensive Streckung erfolgt eine Rotation, wodurch das Kniegelenk in der Endstellung arretiert. Für die Funktion des Kniegelenks sind die drei Knochen Oberschenkel (Femur), Schienbein (Tibia) und Kniescheibe (Patella) elementar. Das Hauptgewicht unseres Körpers trägt die Tibia. Am unteren, hinteren Ende des Oberschenkels befinden sich Knochenvorsprünge, die mit einer Knorpelschicht überzogen sind und als Kondylen bezeichnet werden. Das Kniegelenk setzt sich aus diesen Kondylen mit dem Schienbein und der Kniescheibe (Patella) zusammen. Die Kniescheibe hat die Funktion einer Umlenkrolle, um die Kräfte des Oberschenkels auf den Unterschenkel zu übertragen. Um eine Verschiebung der Knochen gegeneinander zu unterbinden, wird das Knie umfassend von Bändern gesichert. Innerhalb des Knies befinden sich die Kreuzbänder, die eine Verschiebung der Tibia nach vorne bzw. nach hinten verhindern und in der Mitte stabilisieren. Die Stabilisierung von Oberschenkel, Kniescheibe und Unterschenkel erfolgt mittels der Patellasehne. Der Oberschenkel hat eine eher runde Knochenform, wohingegen das Schienbein eine eckigere Bauweise aufweist. Um diese anatomische Abweichung auszugleichen befindet sich als Verbindungsstück auf der Schienbeinplatte der innere und äußere Meniskus, der das Kniegelenk stabilisiert und gleichzeitig Bewegungsfähigkeit erlaubt.

Pathologie: Aufgrund der anatomischen Ungleichheit des Oberschenkelknochens und des Schienbeines entstehen am Knie immer wieder Schäden an den Menisken bzw. generell am Bandapparat. Durch gezieltes Stärken des Quadriceps femoris kann eine Stabilisierung des Knies erfolgen. Am 4. Beispiel des Herrn B. im Kapitel „Fallbeispiele" wird ersichtlich, welche Yogaübungen für Knieprobleme adäquat sind.

Eine 2012 veröffentlichte Studie, die in der Zeitschrift „Journal of Alternative and Complementary Medicine" publiziert wurde, zeigt die positive Wirkung von Yogatherapie gegenüber herkömmlichen Methoden bei Osteoarthritis im Kniegelenk. An der Studie nahmen 250 Personen im Alter von 35–80 Jahren teil. Die eine Hälfte praktizierte unter Anleitung Hatha Yoga, während die Kontrollgruppe herkömmliche Übungsmethoden durchführte. Nach drei Monaten wurde eine deutliche Verbesserung bei der Hatha Yoga praktizierenden Gruppe festgestellt. So war unter anderem längeres Laufen möglich, die Flexibilität in den Gelenken war deutlich erhöht und es verringerten sich die Schmerzen und damit einhergehende Schwellungen und Geräusche im Gelenk.

Geeignete Übungen für das Knie

Vgl. zweites Kapitel „Hatha-Yoga" 1. Modul Asanas und Karanas

- 2.1.1 Konzept Vorbeuge: Mit Adho Mukha Shvanasana erarbeitet sich der Übende die adäquate Streckung des Knies.
- 2.4.2 Zielgruppe Senioren: Fahrradfahren zur Mobilisierung des Kniegelenks ohne Gewicht auf demselben

Um den Quadriceps zu stärken, können eine Vielzahl von Standhaltungen geübt werden, zum Beispiel

- 2.1.2 Rückbeugen: Heldenhaltungen
- 2.1.4 Konzept Seitneigung / Flankendehnung: Trikonasana dient dem Erlernen des Einrichtens des Fußes, der in direkter Beziehung zu Knie- und Hüftgelenk steht.

5.5   Schulter

Das Schultergelenk ist das beweglichste Gelenk des menschlichen Körpers. Der Schultergürtel besteht aus den knöchernen Anteilen Schlüsselbein (Clavicula) und Schulterblatt (Scapula). Das obere Ende des Oberarmknochens weist einen kugeligen Kopf als Teil des Schultergelenks auf. Die Schultergelenkpfanne ist im Vergleich zum Oberarmkopf relativ klein. Um die Pfanne zu stabilisieren erfährt sie eine Vergrößerung durch einen um sie herum liegenden Knorpelring. Die einzige, gelenkige Verbindung zum Oberkörper erfolgt über das sternoclaviulare Gelenk (SCG). Durch das anatomische Ungleichgewicht von Oberarmkopf und Schultergelenkpfanne und durch den schwachen Bandapparat, wird die Stabilisierung des Schultergelenks mittels der Rotatorenmanschette und des Deltamuskels sichergestellt. Die Zirkumduktion der oberen Extremitäten wird durch diese Muskeln erst möglich.

Pathologie: Das einzige Gelenk, das SCG, ist großen Belastungen ausgesetzt, daher verwundert eine häufig in diesem Bereich diagnostizierte Arthritis nicht. Die Rotatorenmanschette erfährt darüber hinaus eine stete Beanspruchung, wodurch Teile dieses Muskels, wie der Musculus Supraspinatur, immer wieder Verletzungen aufweist. Aus diesem Grund ist ersichtlich, wie wichtig eine regelmäßige Stärkung der Schulter- und oberen Rückenmuskulatur ist – z. B. über die Haltung des „nach unten blickenden Hundes". Das fünfte Beispiel im Kapitel „Fallbeispiele" geht auf diesen Sachverhalt ein.

Geeignete Übungen für die Schultern
Vgl. zweites Kapitel „Hatha-Yoga" 1. Modul Asanas und Karanas
- 2.1.1 Konzept Vorbeugen: Adho Mukha Shvanasana. Zur Stärkung der Rotatorenmanschette, des Deltamuskels und der Muskulatur der oberen Extremitäten lohnt sich die Erarbeitung der nach unten blickenden Hundehaltung
- 2.1.8 Dynamische Bewegungsabläufe: 2. und 5. Karana zur regelmäßigen Mobilisierungen in diesem Bereich

5.6   Atmung

Die Atemwege werden unterteilt in obere und untere Atemwege. Zu den oberen gehören Nase und Rachen, die neben
dem Einziehen der Atemluft noch weitere Funktionen haben. Die Nase ist das Riechorgan, der Rachen ist Bestandteil
des Nahrungsweges. Die unteren Luftwege sind die Luftröhre und die Bronchien. Über die Luftröhre und die Bronchien
gelangt die Atemluft zu den Lungen. Die Luftröhre führt direkt zu den Bronchien, die sich in einen linken und rechten
Hauptbronchus und in weitere kleinere Segmente unterteilen. Der Gasaustausch der Lungen findet an den Alveolen
als Ausläufer an den kleinsten Segmenten, den Bronchiolen,
die von einem dichten Kapillarennetz eingerahmt sind, statt.
Im Brustkorb sitzen die Lunge und das Herz sowie einige
großen Gefäße. Die Lunge besteht aus zwei Lungenflügeln
und besitzt auf der rechten Seite drei Lungenlappen und
aufgrund des im linken Brustkorb sitzenden Herzens auf der
linken Seite nur zwei Lappen. Diese Lappen unterteilen sich
ebenfalls in Untersegmente. Die Lunge wird von der Pleura

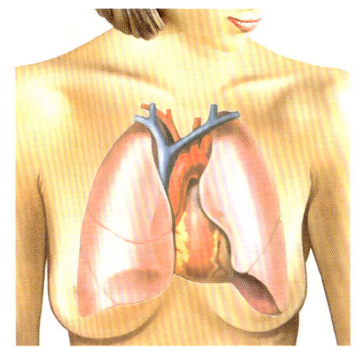

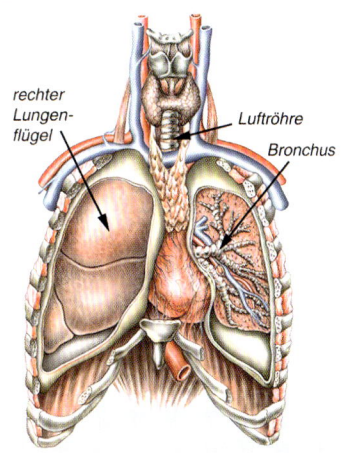

rechter
Lungen-
flügel

Luftröhre

Bronchus

umhüllt, die sie vollständig schützt. Zwischen Lunge und Rippen befindet sich der sogenannte
Pleuraspalt, der mit einem Flüssigkeitsfilm, der für einen wahrhaft reibungslosen Ablauf beim
Ein- und Ausatmen sorgt, ausgekleidet ist.

Das Zwerchfell (Diaphragma) – eine muskuläre Platte – ist unser wichtigster Atemmuskel und
sieht aus wie eine Glocke. Es hat seinen Ursprung am Thorax und trennt Brust- und Bauchraum. In der Mitte befindet sich eine Bindegewebsfläche, die über eine Vorspannung verfügt,
was wichtig ist, da sie keinen Gegenspieler besitzt. Nach der Einatmung zieht sich das Zwerchfell dank dieser Vorspannung mit der Ausatmung automatisch nach oben wie ein Trampolin
zurück. Die Zwerchfellatmung spielt vor allem in der Ruhe eine wichtige Rolle (Meditation und
Entspannung). Dagegen wird die Rippenatmung und damit verbundene Einatmung vor allem
bei körperlichen Arbeiten und sportlichen Aktivitäten aktiviert. Für die Einatmung sind die
Treppenmuskeln entscheidend, die an den Querfortsätzen der Halswirbel ansetzen sowie die
äußeren Zwischenrippenmuskeln, die zwischen den Rippen verlaufen. Die Ausatmung verläuft
ähnlich der Zwerchfellatmung eher passiv. Beteiligte Muskeln sind die inneren Zwischenrip-

penmuskeln als Gegenspieler zu den äußeren und die gerade verlaufenden Bauchmuskeln. Das Atemzentrum sitzt im verlängerten Rückenmark, der Medulla oblongata. Psyche und Atmung bedingen sich gegenseitig, so können wir mit unserer Atmung psychische Prozesse beeinflussen. Viele Therapieformen nutzen dieses Wissen für Entspannung oder Meditation. Im Yoga ist man sich schon seit sehr langer Zeit bewusst, wie sehr die Atmung der Spiegel der Seele ist und dient gerade auch deshalb als Verbindung zwischen Körper und mentalem Raum.

Im „Journal of Alternative and Complementary Medicine" (Ausgabe 2013, 19 (3): 185-90) wurde von Abel et al. ein Bericht vorgestellt, dem eine groß angelegte Literaturrecherche vorausging. Dieser beinhaltete die positiven Effekte der regelmäßigen Yogapraxis für die Lungenfunktion bei gesunden Erwachsenen. Insgesamt wurden fünf Datenbanken, darunter die führende Medline® durchsucht, woraus sich 57 Studien ergaben. Die Resultate zeigten eine eindeutige Verbesserung der Lungenfunktion durch Yoga, die bereits nach einer Praxisdauer von 10 Wochen deutlich messbar war.

In ebendieser Zeitschrift sowie im „Journal of Clinical and Diagnostic Research" wurden in 2013 und 2014 mehrere Studien zur Wirksamkeit von Pranayama vorgestellt, die an hunderten von Teilnehmern durchgeführt wurden. Die Studien belegten, dass sich dank dieser Atemtechnik die Gefäße weiteten und der Blutdruck sank, was mit einem gesteigerten Wohlgefühl und anschließender mentaler Ruhe einherging.

Geeignete Übungen für den Atem

Vgl. zweites Kapitel „Hatha-Yoga"

Körperlich zum Erlernen des Ausatmens für Hypertoniker, Asthmatiker u. ä.

- 1. Modul Asanas und Karanas: 2.1.1 Vorbeugen, besonders Uttanasana

Körperlich zur Bewusstwerdung des Einatmens

- 1. Modul Asanas und Karanas: 2.1.2 Rückbeugen und 2.1.3 Drehungen

Physiologische Übungen

- 2. Modul Pranayama
- 2.4.1 Besondere Zielgruppen: Psychosomatische Störungen mit Hilfe von Atemlenkungsübungen

5.7   Herz-Kreislauf-System

Die Körperorgane werden über das arterielle Blutsystem mit Sauerstoff versorgt und geben an das venöse System das Abfallprodukt Kohlendioxid ab. Über die obere und untere Hohlvene gelangt das sauerstoffarme Blut in das rechte Herz – dieses pumpt das Blut weiter in die Lunge. Per Diffusion wird an den Alveolen, die von einem dichten Kapillarennetz umgeben sind, Kohlendioxid abgegeben

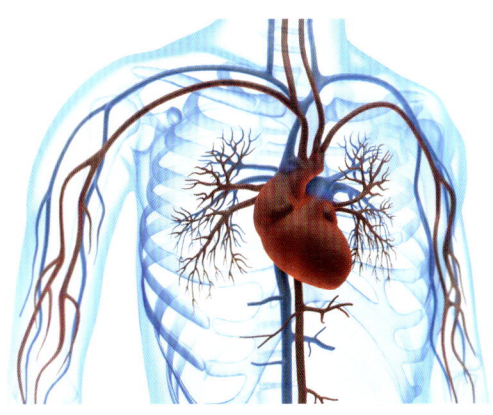

und Sauerstoff aufgenommen. Das sauerstoffreiche Blut findet schließlich über das linke Herz mittels der Aorta seinen Weg in den Körperkreislauf. Das Herz funktioniert wie eine Umwälzstation für die Weiterleitung des Blutes von und aus dem Blutkreislauf. Das Herz besteht aus einer rechten und linken Seite – getrennt durch die Herzscheidewand – je aus einem Vorhof (Atrium) und einer Kammer (Vetrikel). Rechtsseitig befindet sich die Trikuspidalklappe (bestehend aus drei Segeln) und linksseitig befindet sich die Mitralklappe (aus zwei Segeln). Die Pulmonalklappe führt zur Lunge und die Aortaklappe führt zum großen Körperkreislauf. Das Herz hat ein eigenes Blutversorgungssystem – die Herzkranzgefäße (Koronargefäße).

In der Zeitschrift „The Journal of the American Board of Family Medicine" (Ausgabe 2005, 18(6):491–519) stellten Innes et. al. einen Bericht vor, der die Wirksamkeit von Yoga in Bezug auf das Herz-Kreislauf-System bestätigt. Für diesen Bericht wurden 70 Original-Studien aus vier Datenbanken aus den USA und Indien über einen Zeitraum von 1970–2004 ausgewertet.

Geeignete Übungen zur Anregung des Herzkreislaufsystems
Vgl. zweites Kapitel „Hatha-Yoga"
* 2.1.8 Dynamische Bewegungsabläufe Karanas: Sämtliche Übungen
* 2.4.2 Besondere Zielgruppen: Senioren, dynamische Bewegungen mit dem Feueratem

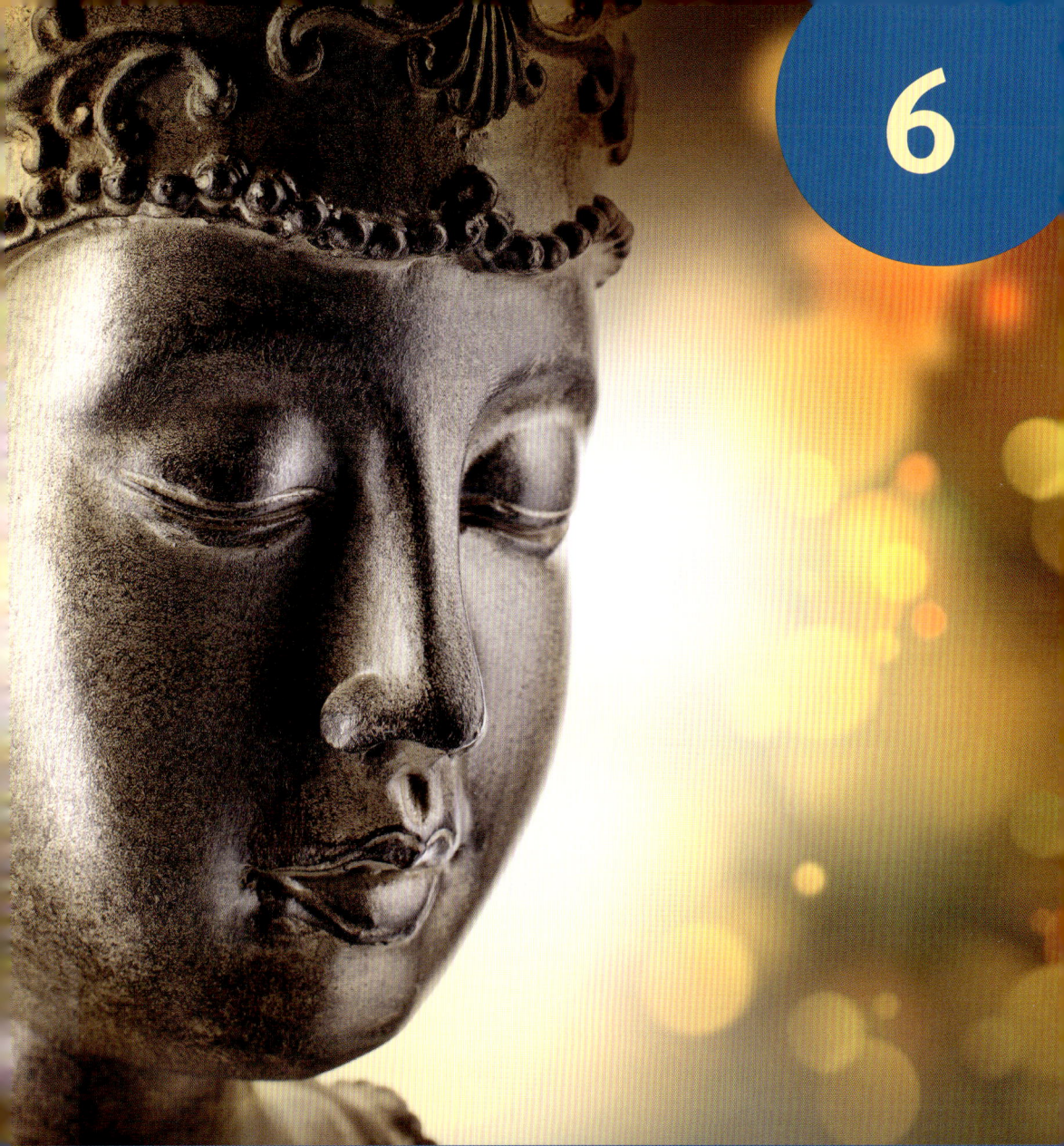

Yoga – Geschichte

6.   Yoga – Geschichte

„Gewöhnliche Sterbliche tun, was man ihnen sagt –
und geraten in Anhaftung an irgendetwas: ihren Heimatstaat oder ein Stück Land.
Alles, wofür sie kämpfen, sei es weltlich oder religiös, wird zunichte.
Nur diejenigen, die herausfinden, wer sie in Wahrheit sind und was sie wünschen,
erlangen Freiheit, hier und in allen Welten."
(Chandogya-Upanischad VIII.5-6)

6.1   Was ist Yoga – von den Upanischaden bis zum Hatha-Yoga

Der Yoga der vorchristlichen Zeit stellte ein auf die Meditation bezogenes System zur Einheitserfahrung (Samadhi) dar. In den Jahrhunderten um Christi Geburt wurde Yoga erstmals in schriftlicher Form in den Yogasutras des Patañjalis festgehalten, auf die wir uns heute noch in philosophisch-meditativer Hinsicht beziehen. Der Yoga der nachchristlichen Zeit orientierte sich zunehmend am Körper, woraus sich zwischen dem 12. und 14. Jh. n. Chr. der Hatha-Yoga mit seinen Körper- und Atemübungen entwickelte und mit einigen neuzeitlichen Modifikationen bis heute Bestand hat. Yoga meint Vereinigung, Verbindung und wird von der Wurzel „yui" abgeleitet, was anschirren oder anjochen bedeutet. Yui ist etymologisch mit dem deutschen Wort „Joch" verwandt (vgl. Huchzermeyer 2012). Yoga im Sinne des Patañjalis, dessen Lehren sich auf die Meditation bezogen, bedeutet, die Sinne auf ein Objekt auszurichten und in dieser Ausrichtung ohne Ablenkung zu verweilen. Im Sinne des primär am Körper ausgerichteten Hatha-Yoga kann Yoga als bewusstes Erleben des Körpers und des Atems aufgefasst werden.

Als übergreifendes Ziel versteht sich Yoga als die Vereinigung von Körper, Geist und Seele. So leicht dieser Satz hinzuschreiben ist, so schwierig ist die entsprechende Umsetzung. Daher scheint es auch nicht verwunderlich, dass sich die indische Philosophie seit Beginn der Upanischaden (heilige Schriften) mit der Vereinigung von Körper, Geist und Seele als Überwindung von Getrenntsein (Dualität) beschäftigte. Die Upanischaden fußen auf den Veden (Veda = heiliges Wissen). Es existieren derer vier: Rig Veda, Sama Veda, Yajur Veda und Atharva Veda. In den Upanischaden (ca. 900 v. Chr. bis 300 n. Chr.) emanzipierte sich der Mensch zunehmend von der Bevormundung durch die Priester (Brahmanen), wie es zu Zeiten der Veden üblich war. Neue Fragen entstanden, die das eigene Selbst stärker einbezogen. Schwerpunkt der spirituellen Praxis war die Frage, wie Leid (Duhkha) zu überwinden sei, um sich zu befreien

(Moksha). Das Ziel war es, den Kreislauf der Wiedergeburt (Samsara) mit Hilfe von Meditation zu durchbrechen. Drei konzeptionelle Eckpunkte bestimmten diese Zeit:

1. Die höchste Wirklichkeit des Universums ist gänzlich identisch mit unserer innersten Natur, d.h. Brahman (das Göttliche) ist gleich Atman (das Selbst).

2. Eine Befreiung kann nur über die Realisierung von Brahman / Atman stattfinden, indem die Notwendigkeit der Wiedergeburt überwunden wird.

3. Um die höchste Ebene und Vereinigung zu erreichen, muss Leid (Duhkha) erfahren worden sein, sonst wird keine Befreiung (Moksha) möglich sein.

Hatha-Übungen waren zu dieser Zeit noch nicht bekannt, auch existierte der Yoga als solcher noch nicht. Stattdessen wurde in Form eines Protoyoga in der spirituellen Praxis große Konzentration und Atemkontrolle eingesetzt, was sich zum Beispiel aus der Chandogya-Upanishad, der Taittiriya-Upanishad und der Khata-Upanishad ableiten lässt. Später entstanden aus den Upanischaden sechs philosophische Systeme (Darshanas): Unter anderem der Yoga und der Sankhya, deren Lehren eng verknüpft sind und der Vedanta, der offiziell die Veden abschließt. Im heutigen Indien spielt vor allem zuletzt genanntes System eine wesentliche Rolle.

Die nächste Epoche, in der Yoga eine herausragende Stellung einnahm, weil er hier erstmals näher bestimmt wurde, war die Bhagavadgita (BhG) (wahrscheinlich kurz vor Christi Geburt) aus dem Mahabharata-Epos. Es handelte sich dabei um die Zwisprache Krishnas (göttliche Inkarnation) und Arjunas – einen Königssohn, der um sein rechtmäßiges Erbe betrogen wurde. Letzterer wollte nicht in den Krieg gegen seine eigenen Verwandten ziehen, um sich sein Erbe zurück zu holen. Dabei wurde von Krishna der Tri-Marga-Yoga (Drei-Wege-Yoga) erläutert:

Karma Yoga = Yoga des Handelns

Bhakti Yoga = Yoga der Liebe

Jnana-Yoga = Yoga der Erkenntnis

Krishna forderte Arjuna zum Handeln auf (Karma Yoga), ohne dabei an die Früchte seines Handelns zu denken, da er in „göttlichem" Auftrag handele, um das Göttliche zu erkennen (Jnana Yoga). Trotz dieser Aufforderung durch Krishna blieben Arjuna Zweifel. Indem sich Krishna ihm schließlich als Gott offenbarte, fielen alle Zweifel von Arjuna ab. Durch die hingebungsvolle Liebe zu seinem Gott (Bhakti Yoga) erkannte Arjuna sein „Dharma" (die eigene Aufgabe durch das bewusst angenommene Karma) und zog schlussendlich in den Krieg. Die Lehre aus der BhG ist, dass der Bhakti Yoga über den beiden anderen Yogawegen steht, weil dieser die höchste Form der Liebe ist. Die BhG transportiert die Botschaft, dass durch die tragende Liebe Gottes in uns Zweifel keinen Platz mehr im Leben haben können, so dass wir im Sinne unseres Dharmas (gegen Widerstände) zum Handeln in der Lage sind. Diese drei Yoga-Richtungen waren in Indien bis ins 19. Jh. von Dauer – Vivekānanda nahm im 19. Jh. noch den Raja Yoga, den Yoga des Patañjalis, hinzu.

In Indien wurde nach der Geburt Christi dem Körper zunehmend Bedeutung beigemessen und es entstand die Gewissheit, dass der Körper zunächst „in Erfahrung" gebracht werden müsse, ehe man sich dem Atem und schlussendlich der Meditation zuwenden könne. Die Zeit des Körperbewusstseins kam folglich im Tantrismus auf, der sich etwa ab dem 6. Jh. n. Chr. in Indien ausgebreitet hat – die Silbe tan bedeutet ausbreiten. In dieser Zeit war Indien in einer Phase des sich selbst Bespiegelns. Alles bisher Dagewesene wurde auf neue schöpferische Weise verknüpft. Die Göttin erhielt höchste Symbolkraft als Muttergöttin im Tantrismus, so wie generell das Weibliche eine neue tragende Rolle spielte. Die Muttergöttin trug Sorge, dass die Menschen ein schönes Leben hatten. In dieser Zeit wurde das Leben in all seinen Facetten als schön betrachtet im Gegensatz zu Zeiten der Upanischaden, in denen die Welt als Schlinge gesehen wurde. Im Tantra galt darüber hinaus die Sexualität als Kreativität in jeglicher Form, die ins Leben führte. Shakti, die weibliche Energie galt dem Tantrismus als Symbol für Dynamik und Schöpfungskraft. Sie bewirkt Bewegung, Veränderung und ist impulsgebend. Im Gegensatz zur männlichen Energie, Shiva, die für Stabilität, Statik und Struktur steht. Im Tantra gibt es das berühmte Bild, das Shakti (Symbol für die Frau) stehend auf Shiva (Symbol für den Mann, der am Boden liegt) zeigt. Das bedeutet, dass die Sexualkraft des Mannes über Shakti mit der Herzkraft verbunden ist. Daraus resultiert, dass die eine Kraft ohne die andere nutzlos ist. Zwei Grundenergien sind aus dem Tantra abzuleiten: Shaktis Kraft lässt entstehen und schenkt Leben. Andererseits ist Shakti auch die Energie, die vergehen lässt. Der Körper spielte daher zum ersten Mal eine große Rolle und wurde als „Tempel Gottes" bezeichnet. Aus dieser Zeit resultierte folglich die Hatha-Yoga-Pradipika (HYP) ca. 14. Jh. n. Chr. mit ausführlichen Beschreibungen zu Asanas (Haltungen) und Pranayama (Atemübungen).

6.2   Der Yoga des Patañjalis

Ganze Regelmeter könnte man füllen mit Literatur über Patañjali – so ist dessen Verständnis von Yoga auch heute noch von zentraler Bedeutung. Trotz der auf Hatha-Yoga basierenden diversen Yogastile sollte nicht außer Acht gelassen werden, dass der Körper und der Atem vorbereitet werden, um eine wirkungsvolle Meditationspraxis zu erfahren. Und diese Meditation sollte analog zur Sichtweise Patañjalis und seinen Yogasutras ausgeführt werden.

Der Yoga des Patañjalis wird in etwa auf das 2. Jh. v. bzw. das 2. Jh. n. Chr. datiert. Wie bereits weiter oben postuliert, geht es bei Patañjali um die Überwindung des Leids, um die drei Ebenen Körper, Geist und Seele zu vereinen.

Patañjali hat basierend auf dem Wissen der späten Upanischaden die 195 Yogasutras in vier Kapiteln verfasst. Sutra heisst so viel wie Leitfaden. Zu damaliger Zeit wurden Schüler einzeln von ihrem Guru „ausgebildet", um den Samadhi (Transzendierung) zu erfahren. Dieser Leitfaden diente dem Schüler als Erinnerungshilfe auf dem Weg dorthin.

Nach dem Yoga des Patañjalis verdanken wir das Leid unserem Geist. Das dauerhafte Auftauchen von Gedanken geschieht durch Impulse von außen über Sinnesaktivitäten und durch Impulse aus unserem Langzeitgedächtnis. Alles, was also jemals wahrgenommen wurde. Diese ganzen Impulse setzten Handlungen in Gang, wodurch neue Eindrücke entstehen. Und so kommt es zu abwechselnden Zuständen, die unseren Geist verwirren. Patañjali weiß um die Bedeutung unserer Gedanken und dem damit verbundenen Leid, da er bereits im zweiten der 195 Sutras genau darauf eingeht: „Yoga ist die Stilllegung der Bewegungen des Geistes."

Das erste Buch der Yoga-Sutras, das den Titel „Samadhi-Pada" (Weg der Konzentration) trägt, befasst sich entsprechend damit, wie die Bewegungen des Geistes und damit das Leid still gelegt werden könnten. Es sei wichtig, den Ursprung des Leids zu erkennen. Dabei bezieht sich der Verfasser auf fünf unterschiedliche mentale Zustände:

Richtige Wahrnehmung, falsche Wahrnehmung, Einbildung, traumloser Schlaf und Erinnerung.

Die richtige Wahrnehmung erzeugt eine richtige Schlussfolgerung wohingegen die falsche Wahrnehmung falsche Tatsachen vorspielt, die nicht erkannt werden können oder nicht erkannt werden wollen, woraus sich Vorurteile gegenüber Menschen und Situationen ergeben.

Einbildung kann helfen, sich etwas vorzustellen, was in der Zukunft liegt, um sich entsprechend positiv (oder negativ) darauf einzustellen.

Der Tiefschlaf ist wichtig und nötig, um den Körper zu regenerieren. Dennoch ist in diesem Zustand der Geist schwer und die entsprechenden Geistesaktivitäten aus diesem Zeitraum nicht für das Bewusstsein abrufbar.

Die Erinnerung ist der Teil der Persönlichkeit, der die Gedankenwellen in Gang setzt. Alle bisher gemachten Erfahrungen sind im Gehirn gespeichert. Entsprechend wird in Situationen mit eingespielten Handlungsmustern reagiert statt zu agieren. Meditation kann in die Lage versetzen, Dinge differenziert und frei von Vorurteilen zu betrachten. Dieser mentale Zustand ist daher wohl am schwierigsten aufzulösen.

Das zweite Buch stellt einerseits die Wichtigkeit der Übungspraxis (Kriya-Yoga) in den Mittelpunkt und geht konkret auf die Punkte Tapas, Svadhyaya und Ishvara-pranidhana ein. Tapas kann mit „spirituelle Praxis" übersetzt werden, d.h. der stete Wille zur eigenen Weiterentwicklung sollte vorhanden sein, so dass der eingeschlagene Yoga-Weg in die Befreiung führen kann. Svadhyaya meint das Selbststudium (sva = Selbst), welches das Studium und Rezitieren von Schriften umfasst. Ishvara-Pranidhana bedeutet die Hingabe an Gott oder an höhere Kräfte. Die Praxis des Kriya-Yoga möge die Klesas (Schmerz, Leid) auf dem Weg in die Befreiung (Moksha) im Zaum halten.

Andererseits wird im zweiten Buch großes Gewicht auf die Klesas gelegt, die als Ursachen des menschlichen Leides betrachtet werden. Sie sind Teil der Persönlichkeit und werden als fünf Hindernisse vorgestellt. Als Basis der folgenden vier wird zunächst auf das Klesa Nichtwissen (Avidya) eingegangen. Dieses bedingt eine falsche Sichtweise auf sich selbst aber auch auf andere Menschen und die damit einhergehenden Situationen, die falsch eingeschätzt werden. Das zweite Klesa ist das Ich-Bewusstsein (Asmita), das die irrtümliche durch Nichtwissen verursachte Gleichsetzung von Geist (Ego) und dem innersten Wesenskern bezeichnet. Danach folgen Zuneigung (Raga) und Abneigung (Dvesha) als zwei Seiten einer Medaille. Durch das Festhalten an Raga entsteht zwangsläufig Dvesha. Als Beispiel wäre zu nennen, Yoga exzessiv als Krankheitsprävention zu üben (Raga). Nach Patañjali führt dies fast zwangsläufig dazu, dass man irgendwann dennoch krank wird (Dvesha). Dabei spielt das egohafte Festhalten an einer Situation oder einem Zustand eine Rolle. Das letzte Klesa ist der Drang zum Leben (Abhinivesha), das heißt dass der Mensch an seinem Leben hängt und dieses nicht loszulassen imstande ist.

Das zweite Buch wird mit den „äußeren" Schritten des Ashtanga (acht Schritte) abgeschlossen. Dieser ist vielen Yogapraktizierenden als Teilstück der Yogasutras Patañjalis am besten bekannt. Die ersten fünf Schritte sind Yamas, Niyamas, Asana, Pranayama und Pratyahara. Dieser achtgliedrige Weg dient als Lösung für den adäquaten Umgang mit den Klesas.

1. Schritt: Yamas, fünf ethische Gebote

1) Ahimsa: Gewaltlosigkeit auf allen Ebenen (in den Gedanken, im Wort, in der Tat)

2) Satya: Wahrhaftigkeit analog zu dem indischen Leitsatz: „Wahrheit obsiegt"

3) Asteya: Nicht-Stehlen; Bezieht sich nur sekundär auf das Entwenden von Gegenständen, vor allem ist gemeint, dass nichts begehrt werden möge, was anderen auf geistiger Ebene gehört

4) Brahmacarya: Enthaltsamkeit, Keuschheit oder freier übersetzt mit Mäßigung; Aus heutiger Sicht könnte damit gemeint sein, das richtige Maß des Übens zu finden, um sich stetig weiterentwickeln zu können

5) Aparigraha: Freiheit von Habgier; Eine Analogie zu Punkt drei ist hier zu erkennen.

2. Schritt: Niyamas, Gebote innerer Disziplin

1) Shauca: Reinheit (weniger auf das Körperliche bezogen als vielmehr Reinheit in den Gedanken, um zu „sehen", was wirklich ist). Aus heutiger Sicht gesehen, kann sich Reinheit auf vielen Ebenen finden: auf körperlicher wie auch auf mentaler Ebene, aber auch wie ich z.B. bereit bin, mich im Sinne einer geeigneten Ernährung rein zu halten

2) Samtosha: Zufriedenheit ist das Stadium, das „glücklich" macht, weil es Maß hält und durch das Nichtwollen entsteht, das Nichtanhaften an Glück und dauerhaften Konsum

3) Tapas: Spirituelle Praxis

4) Svadhyaya: Das eigene Studium

5) Ishvara-Pranidhana: Hingabe

3. Schritt: Asana, Sitzposition

Aus heutiger Sicht ist das Asana einer großen Dynamik unterlegen, weil in der westlichen Welt durch wenig Bewegung in der Arbeitswelt dem Wunsch nach Dynamik im Sinne von Karanas und Vinyasa-Kramas stattgegeben wird. Vor diesem Hintergrund ist das Statische des Asanas wichtig, denn das Asana soll zugleich stabil (sthira) und angenehm (sukham) sein. Denn nur die Statik lässt erkennen, wo der Atem fließt, und lässt eine Entwicklung nach innen gerichtet zu. Bereits in diesem Stadium fängt der Rückzug der Sinne an, weil diese nach innen auf die Körperprozesse gelenkt werden.

4. Schritt: Pranayama, Atemtechnik

Wie bereits im Asana erwähnt, kann der Atem nur zur Beobachtung gelangen, in der Statik und Ruhe des Asanas, welcher lang (dirgha) und gleichzeitig fein (suksma) sein soll. Auf diese Art und Weise wird das Nervensystem beruhigt, wodurch die Überleitung zum fünften Schritt entsteht:

5. Schritt: Pratyahara, Rückzug der Sinne

Pratyahara bedeutet, alle Sinne auf ein Meditationsobjekt auszurichten und sich von äußeren und inneren Geräuschen nicht ablenken zu lassen.

Das dritte Buch wird von den Königsdisziplinen des „inneren" Weges eingeleitet. Diese sind Konzentration (6. Dharana), Meditation (7. Dhyana) und Transzendierung (8. Samadhi).

6. Schritt: Dharana, Konzentration

Die Ausrichtung auf einen Gegenstand und dort zu verweilen ist die Konzentration. An diesem Punkt kann bereits festgestellt werden, inwieweit die Klesas unter Kontrolle sind. Wirken sie zu sehr, stellt sich keine adäquate Konzentration ein, und man bleibt damit beschäftigt, seine Sinne immer wieder auf das Objekt der Konzentration zu richten.

7. Schritt: Dhyana, Meditation

Die Ausrichtung auf das Objekt bleibt über einen längeren Zeitraum bestehen – das ist Meditation.

8. Schritt: Samadhi, Transzendierung

Die Verschmelzung mit dem Objekt bedingt den Samadhi.

Das vierte Buch befasst sich mit den Details zur Meditation, wie diese zu erreichen sei und was sich daraus an Gefahren aber auch an Möglichkeiten für den Übenden ergeben können.

6.3   Lehrer

Relevante Lehrer Indiens, die für uns heutiges Yogaverständnis und darüber hinaus für die Yogatherapie relevant sind:

6.3.1   Svāmī Vivekānanda (1863 – 1902)

Vivekānanda war einer der bedeutendsten Yogis unserer Zeit. Seiner spirituellen Sehnsucht folgend traf er 18-jährig auf seinen Guru Ramakrishna, der ihm zu seinem ersten „Samadhi" (Transzendierung) verhalf. Die Lehren seines Gurus bezogen sich im Wesentlichen darauf, alle Weltreligionen und spirituellen Wege gleichermaßen zu achten. Er vermittelte dem spirituell Suchenden, dass die liebevolle Hingabe an das Göttliche zur Gottverwirklichung führen könne. Nach dem Tod Ramakrishnas vermittelte Vivekānanda die Botschaften seines Gurus im dafür gegründeten Ramakrishna-Orden. Er stützte sich analog zu seinem Lehrer dabei ausschließlich auf den Vedanta. Am 11. September 1893 in Chicago hielt er auf dem „Kongress der Weltregionen" eine mitreißende Rede über den Hinduismus und forderte das Publikum dazu auf, diese, seine Religion anzuerkennen. Im Zuge dieses Kongresses brachte er darüber hinaus dem Publikum und der Welt den Yoga nah und ebnete diesem philosophischen System den Weg in den Westen. Vivekanandas Yogalehre bezog sich vor allem auf den Tri-Marga-Yoga aus der Bhagavadgita, der den Jnana-, Karma- und Bhakti-Yoga beinhaltet. Darüber hinaus hat er die Lehren Patañjalis aufgenommen, denen er den Namen Raja-Yoga (Königsweg) gegeben hat. Der körperorientierte Hatha-Yoga spielte für Vivekānanda keine Rolle. An den Kongress anschließend durchdrang er den gesamten Westen mit seinen Vedanta-Lehren und mit Yoga, wodurch ihm im eigenen Land große Anerkennung gezollt wurde. Letztendlich hat Vivekānanda die Basis für den Yoga im Westen geschaffen.

6.3.2 Śri T. Krishnamāchārya (1888 – 1989)

Krishnamāchārya war vielleicht deshalb ein so bedeutender Lehrer, weil aus seiner Schule weltweit anerkannte Lehrer hervor gingen, die für den Westen relevante Yogastile entwickelten: Der Iyengar©-Yoga, der Ashtanga-Yoga nach Pattabhi Jois oder die sanftere Form des Praktizierens nach Desikachar, bekannt als Viniyoga.

Krishnamārchārya war für seine Zeit und seinen Status ein eher unkonventioneller Mensch. Er war verheiratet, hatte sechs Kinder und lehrte Yoga auch Frauen, zum Teil sogar im Einzelunterricht. Seine erste weibliche Schülerin war Indra Devi, die sich daraufhin als erfolgreiche Yogalehrerin in den USA profilierte. Er stützte seinen Unterricht auf die Lehren der Bhagavadgita, des Patañjalis und einiger weniger bekannten Yogaschriften. Er öffnete den Yoga jedermann und -frau und veränderte diesen derart, dass Yoga von den unterschiedlichsten Personengruppen praktiziert werden konnte. Daraus entwickelte er den Viniyoga, eine Unterrichtsform, die sich an der Konstitution und vor allem den Restriktionen des jeweils Übenden ausrichtet. Weiterhin entstand durch ihn das sogenannte Vinyasa-Krama, das eine schrittweise und logisch aufeinander aufbauende Übungsweise darstellt, um ein bestimmtes physisches oder mentales Ziel zu erreichen. Ein Üben nach Krishnamārchārya beinhaltete auch stets das Üben einer Gegenhaltung zum Asana, also Pratikriyasana. Das bedeutet, dass der Nachspürphase einer Haltung die Gegenhaltung folgt, um eventuell unerwünschte Folgen des ursprünglichen Asanas auszugleichen. Asana und Pratikriyasana zu üben, spielt heute noch eine wesentliche Rolle in einer Hatha-Yoga-Stunde.

Vor allem Viniyoga und Vinyasa-Krama waren für die Schüler Iyengar, Pattabhi Jois und Desikachar die Grundvoraussetzung für ihre jeweils konzipierten, heute noch erfolgreichen Yogastile.

6.3.3 B. K. S. Iyengar (1918 – 2014)

Als eines von acht Kindern war Iyengars Kindheit von vielen Krankheiten geprägt. Der frühe Tod seiner Eltern schwächte ihn zusätzlich. Ärzte bescheinigten ihm ein kurzes Leben. Ein älterer Bruder schickte ihn als Teenager schließlich zu Krishnamārchārya, dem Mann seiner Schwester, der ihn zuerst aufgrund der schlechten körperlichen Verfassung nicht unterrichten wollte. Als er sich doch dazu durchringen konnte, entwickelte sich Iyengar schnell zu einem ausdauernden und gelenkigen Schüler, der auf diesem Wege seine Schwächen und Krankheiten überwinden konnte. Er erwies sich als so fähig, dass er sogar einige Jahre an der Schule Krishnamārchāryas unterrichtete. Später verließ er seinen Lehrer und ging nach Pune, um selbständig zu unterrichten. In der Vermittlung des Hatha-Yoga erwies er sich als sehr erfindungsreich, indem er mit Hilfe von Gurten, Klötzen und von Decken herunter hängenden Seilen die Asanas entsprechend abzuwandeln verstand. Ihm war es wichtig, die Wirkung einer Haltung vollkommen zu durchdringen und das war vielen seiner Teilnehmer nur durch entsprechende Hilfsmittel möglich. Auf diese Weise war er stets in der Lage jedem Teilnehmer eine passgenaue Praxis zu erarbeiten, so dass er auch viele Erfolge in der therapeutischen Arbeit vorweisen konnte. Weltweites Ansehen erfuhr er, nachdem er eher zufällig den großen Violinisten Menuhin unterrichtete, der ihn daraufhin in die Schweiz einlud. Von dort reiste er in die USA und machte fortan seine Art des Unterrichtens weltweit bekannt, woraus der bekannteste Yogastil unserer Zeit, der Iyengar©-Yoga, resultierte. Sein Werk „Licht auf Yoga", das 1965 zuerst in englischer Sprache erschien, dient auch heute noch vielen Lehrern und Schülern als Grundlagenwerk im Yoga. Den Iyengar©-Yoga, der eine eingetragene Marke ist, charakterisiert eine große Genauigkeit und perfekte Ausrichtung innerhalb der Asanas, die vom Lehrer entsprechend korrigiert werden. Bevor eine bestimmte Anzahl von Asanas nicht vollständig erarbeitet wurde, ist dem Übenden zunächst nicht erlaubt, Pranayama auszuführen.

6.3.4 T. K. V. Desikachar (geboren 1938)

Desikachar ist ein später Schüler und Sohn Krishnamārchāryas. Aufgrund einer schweren Demenz ist er nicht mehr in der Lage, selber zu unterrichten. Er lehrte einen Yoga, der sich nicht nur am Körper ausrichtet, sondern die Lehren Patañjalis einbezieht. Für ihn standen stets der Mensch und kein Guru im Mittelpunkt. Huldigungen gegenüber seiner Person waren ihm daher stets unangenehm. Das war sicherlich auch der Tatsache geschuldet, dass sein Denken zunächst eher technisch-wissenschaftlich ausgerichtet war. Bevor er den Weg zum Yoga fand, absolvierte er ein technisches Studium und arbeitete zuvor in einem technischen Beruf. Desikachar hat die

Yogatherapie und den Viniyoga seines Vaters weiter entwickelt. Diese Art des Yogas kennzeichnet, dass die Übungen an den Praktizierenden angepasst werden. Desikachar bestand jedoch darauf, dass Viniyoga kein Stil im Sinne einer eingetragenen Marke sei, sondern eine Form des Unterrichtens. Das heißt, wie kann auf den Schüler so eingegangen werden, dass sämtliche Einschränkungen berücksichtigt werden. Im Krishnamārchārya Yoga Zentrum in Chennai, wo Desikachar seine Wirkungsstätte hatte, gibt es demzufolge eine Vielzahl von „Abteilungen" für das Unterrichten. So wird für Menschen mit den unterschiedlichsten körperlichen oder seelischen Vorkommnissen eine individuelle Yogatherapie erarbeitet. Viniyoga entfaltet seine Wirkung, weil sie den Körper, den Atem und die Seele gleichermaßen berücksichtigt. Den Menschen in seiner Ganzheit zu betrachten und die adäquate Yogapraxis zu entwickeln fand demzufolge auch Ende der 80er Jahre in Indien großen Anklang. So begannen Ärzte in größeren Krankenhäusern mit dem Yogazentrum in Chennai zusammen zu arbeiten, weil sie Yogatherapie nach Desikachar begleitend zu herkömmlichen Heilungsmethoden als sinnvoll erachteten. Heute ist es in Indien durchaus üblich, genesende Patienten zur Yogatherapie zu schicken. Yogatherapie begleitend einzusetzen ist auch seit vielen Jahren gängige Praxis in größeren Städten in den USA, zum Beispiel in San Francisco oder New York. Ende der 90er Jahre des vergangenen Jahrhunderts hat Desikachar schließlich das viel beachtete Werk „Über Freiheit und Meditation" geschrieben, das die Lehren des Patañjalis beleuchtet. Mit Hilfe dieser Monographie kann die eigene Unterrichtspraxis und die des Schülers bereichert werden. Desikachar wies immer wieder darauf hin, wie wichtig es sei, den Menschen als Ganzes mit oder ohne Einschränkungen in den Mittelpunkt zu stellen. Es ginge weniger um die Umsetzung irgendwelcher Yogastile oder Dogmen, sondern darum, wie mit Hilfe sinnreicher Kommunikation zwischen Schüler und Lehrer eine passgenaue Yogapraxis gestaltet werden könne. Das ist die große Errungenschaft von Desikachar, den Yoga so am Menschen anzupassen, dass jedermann diesen praktizieren kann. Diese Sichtweise kann und muss in einer sinnvollen Weise in die heutige Yogatherapie transportiert werden.

6.4   Grundlagen des Hatha-Yoga

Die Schrift Hatha-Yoga-Pradipika (HYP) als schriftliche Basis des Hatha-Yoga entstand infolge des Tantrismus ca. 14. Jh. n. Chr. und bezieht sich auf Körper- und Atemübungen (Asana und Pranayama), die die Vorbereitung für den Raja-Yoga (des Patañjalis) darstellen. Hatha wird von der Silbe hath abgeleitet und bezeichnete das Antreiben von Eseln mit „hath, hath". Aus diesem Grund wird Hatha-Yoga mit Yoga der Kraft oder Energie übertragen. Die Basis der HYP bilden die Nadis analog zu unserem Nervensystem und die sieben Cakras, die mit Rad oder Kreis übersetzt werden und sich auf den Ebenen der Wirbelsäule als feinstoffliche

Energien zwischen Beckenboden und Scheitel befinden. Als dritter Punkt beinhaltet die HYP die Kundalini-Kraft, die der weiblichen Energie (Sakti) entspricht und zusammengerollt am Beckenboden liegt. Eingebettet in dieses physiologische System sind Asanas (Körperhaltungen), Pranayama (Atemtechniken) und Mudras (Sigel). In der HYP befinden sich nur 15 Haltungen.

Obwohl sich auf Basis des Hatha-Yoga nach Krishnāmarchārya unter anderem Stile wie Ashtanga, Iyengar© oder Jivanmukti entwickelten, steht der Hatha-Yoga heute als eigene Richtung neben den bisher genannten. Er zeichnet sich aufgrund seiner Vielfalt in Bezug auf Asanas, Vinyasa-Kramas und den Atemübungen aus dem Pranayama aus. Ein klassischer Hatha-Yoga-Unterricht lässt üblicherweise den Raja-Yoga nicht außer Acht als Fortführung des Hatha-Yoga. Für die Yogatherapie sind alle Elemente des heutigen Hatha-Yoga von Bedeutung.

6.4.1   Pranayama

Pranayama (Synonym Kumbhaka) setzt sich aus zwei Worten zusammen. Prana bedeutet Lebensenergie und ayama heißt Ausdehnung, Nichtzerstreuung, Kontrolle und entfaltet seine vollständige Wirkung durch das Setzen von Bandhas (Verschlüssen). Durch die Ausübung dieser Atemtechnik wird die Aufmerksamkeit nach innen gelenkt und der Atem kann sich im Sinne von Kevala (absolut rein) vollständig ausdehnen. Das heißt der Atem ist kaum noch zu spüren, fließt ruhig und ist so still wie die stille Oberfläche eines Sees. Damit wird die Basis für eine wirkungsvolle Meditationspraxis gelegt, in der sich der Übende sich selbst erkennen kann. Pranayama wird in einer Sitzhaltung geübt, die eine aufgerichtete Wirbelsäule bedingt, durch die die Energie ungehindert strömen kann. Dadurch wird die dreiteilige Yoga-Vollatmung möglich, die Bauch-, Brust- und Schlüsselbeinatmung beinhaltet. Pranayama wird mit Reinigungstechniken (Kriyas) wie z. B. Nadi Shodhana oder Kapalabhati (Schädelleuchte) vorbereitet. Nadi Shodhana ist die Nasenwechselatmung und Kapalabhati wird geübt durch aktives, schnelles Einziehen des Bauches im Ausatmen und passives Einatmen. Beide Kriyas reinigen die Nadis. Darüber hinaus werden Mudras als Bestandteil von Pranayama geübt, indem in einer Haltung Bandhas gesetzt werden, um gezielt auf den Atem einzuwirken. Ein Bandha wäre zum Beispiel das Aktivieren des Beckenbodens. In der Yogatherapie werden vorwiegend aus Pranayama die Kriyas und mit Einschränkung Mudras geübt, um die Aktivierung des Beckenbodens einzubeziehen. Ein bewusst geführter Atem während des stillen Sitzens wird im heutigen Wortgebrauch bereits als Pranayama bezeichnet. Heutzutage sind in vielen verschiedenen Yogarichtungen, vor allem der nach Desikachar, Atemübungen synonym zum Begriff Pranayama zu verstehen.

6.4.2   Asana und Vinyasa-Krama

Die ursprüngliche Bedeutung von Asana leitet sich von der Silbe As für Sitzen ab. Später hat sich für den Begriff Asana „Haltung" eingebürgert. In der HYP werden diverse Sitzhaltungen vorgestellt, in späteren Schriften kommen Standhaltungen und Seitbeugen hinzu. Je nach Quelle werden zwischen 32 und 84 Haltungen genannt. Abhängig vom Yogastil werden die unterschiedlichsten Asanas geübt. Im Hatha-Yoga werden diese in sechs Konzepte unterteilt: In Vorbeugen, z. B. Uttanasana – stehende Vorwärtsbeuge, Rückbeugen, z. B. Virabhadrasana – Heldenhaltung, Seitbeugen, z. B. Trikonasana - Dreieckshaltung, Drehungen, z. B. Pavritta Trikonasana – gedrehtes Dreieck, Umkehrhaltungen, z. B. Viparita Karani – gestützter Schulterstand und Gleichgewichtshaltungen, z. B. Vrkshasana – Baumhaltung. Je nach Konzept werden unterschiedliche Wirkungen und Atemqualitäten erzielt. Diese sind abhängig von der Symptomatik auch für die Yogatherapie relevant.

Vinyasa-Krama bezeichnet eine schrittweise und logisch aufeinander aufbauende Übungsweise, die an den Atem angepasst wird, um ein bestimmtes physisches oder mentales Ziel zu erreichen. Aufgrund seiner Struktur eignet sich diese Übungsfolge als ebenso passend für die Yogatherapie.

6.4.3   Meditation (Dhyana)

Meditation im Yoga lässt sich klassisch-philosophisch unter den Begriffen Raja-Yoga, Yoga des Patañjalis und Yogasutren subsumieren, die synonym verwandt werden. Sie alle bezeichnen den Weg der Meditation, welcher sich laut Patañjali aus den drei Schritten Konzentration (Dharana), Meditation (Dhyana) und Transzendierung (Samadhi) zusammensetzt. Letzterer meint die Verschmelzung von Subjekt und Objekt, das heißt der Meditierende fühlt sich eins mit seinem Meditationsobjekt. Praktisch spielen für die Yogatherapie Konzentrations- und Meditationsübungen eine Rolle, die mit Hilfe des Atems als Objekt ausgeführt werden. Als Basis für die Meditation bietet sich das Nyasa aus Yoga Nidra an, weil dieses System körpernah und einfach in der Ausführung ist.

6.4.3.1   Yoga Nidra

Yoga Nidra ist eine von Satyananda (indischer Yogi, 1923 – 2009) entwickelte anerkannte Entspannungsmethode. Sie beinhaltet Antar Mouna, Samkalpa und Nyasa – zuletzt genanntes ist das Kernstück Yoga Nidras, das auf den Tantrismus des 6. Jh. n. Chr. zurückgeht. Nyasa aus dem Sanskrit übertragen heißt platzieren, markieren beziehungsweise die Konzentration auf etwas richten. Satyananda kam auf die Idee des Yoga Nidras, während er als junger Mensch in einem Ashram Kinder beaufsichtigte, die Veden (alte heilige Texte) auswendig lernen sollten. Nach deren Beaufsichtigung schlief er regelmäßig. Als die Kinder die Texte bei einem Fest aufsagten, war er in der Lage, diese ebenso vollständig zu rezitieren, obwohl er sich nicht erinnern konnte, diese je gelesen zu haben. Da ging ihm ein Licht auf: Während des Schlafens hatte er sich wohl nicht im Tiefschlaf sondern in einer Art Halbschlaf befunden, in dessen Zuge er die Veden erlernt haben musste. So begab er sich auf die Suche nach einer entsprechenden Methode, die er im Nyasa fand und entwickelte daraus Yoga Nidra. Yoga Nidra stellt einen Zustand der vollkommenen Entspannung dar, in dem die Gehirnwellen sich bis auf die Alpha-Frequenz mehr und mehr verlangsamen. Im Rahmen einer groß angelegten Studie in Dänemark konnte nachgewiesen werden, dass sich die Gehirnwellen der Yoga Nidra-Meditierenden überwiegend auf der Alpha-Ebene niederschlagen. Diese Ebene ist insofern interessant, als dass sie das Tor zur Meditation darstellt, weil sie Informationen in das Bewusstsein bringen und nutzbar machen kann, zum Beispiel unser kreatives Potential aus dem Unterbewussten. Die Gehirnwellen von Tiefschlafenden befinden sich dagegen auf der Delta-Ebene. Nach einer Übungseinheit kann sich der Übende wach, klar und voller Tatendrang fühlen. Durch regelmäßiges Üben kann ein innerer Frieden gepaart mit Kreativität und Lebenslust entstehen.

6.4.3.1.1 Nyasa, die Platzierung

Für die Yogatherapie eignet sich das Kernelement Yoga Nidras – das Nyasa. Im Nyasa geht der Übende auf eine Körperreise, in der kurz die einzelnen Körperteile innerlich genannt werden, ähnlich einem Körperscan. Diese Körperteile korrespondieren mit dem somatosensorischen Kortex, wodurch sich das Gehirn entspannen kann (vgl. 5.1.3 Rückenmark und Abschnitte des Gehirns aus dem 5. Kapitel „Anatomie"). Nach dem Nyasa kann zum Beispiel auf den Atem, ein Symbol oder ähnliches meditiert werden, da der Geist frei von störenden Gedanken und vollkommen konzentriert ist. Das Nyasa eignet sich sowohl für Menschen, die an körperlichen Beschwerden leiden, um physisch zu entspannen. Auf der anderen Seite kann es für psychosomatische Störungen genutzt werden, um Meditation zu erlernen, denn aufgrund seiner Körpernähe entstehen keine Gefahren für den Übenden.

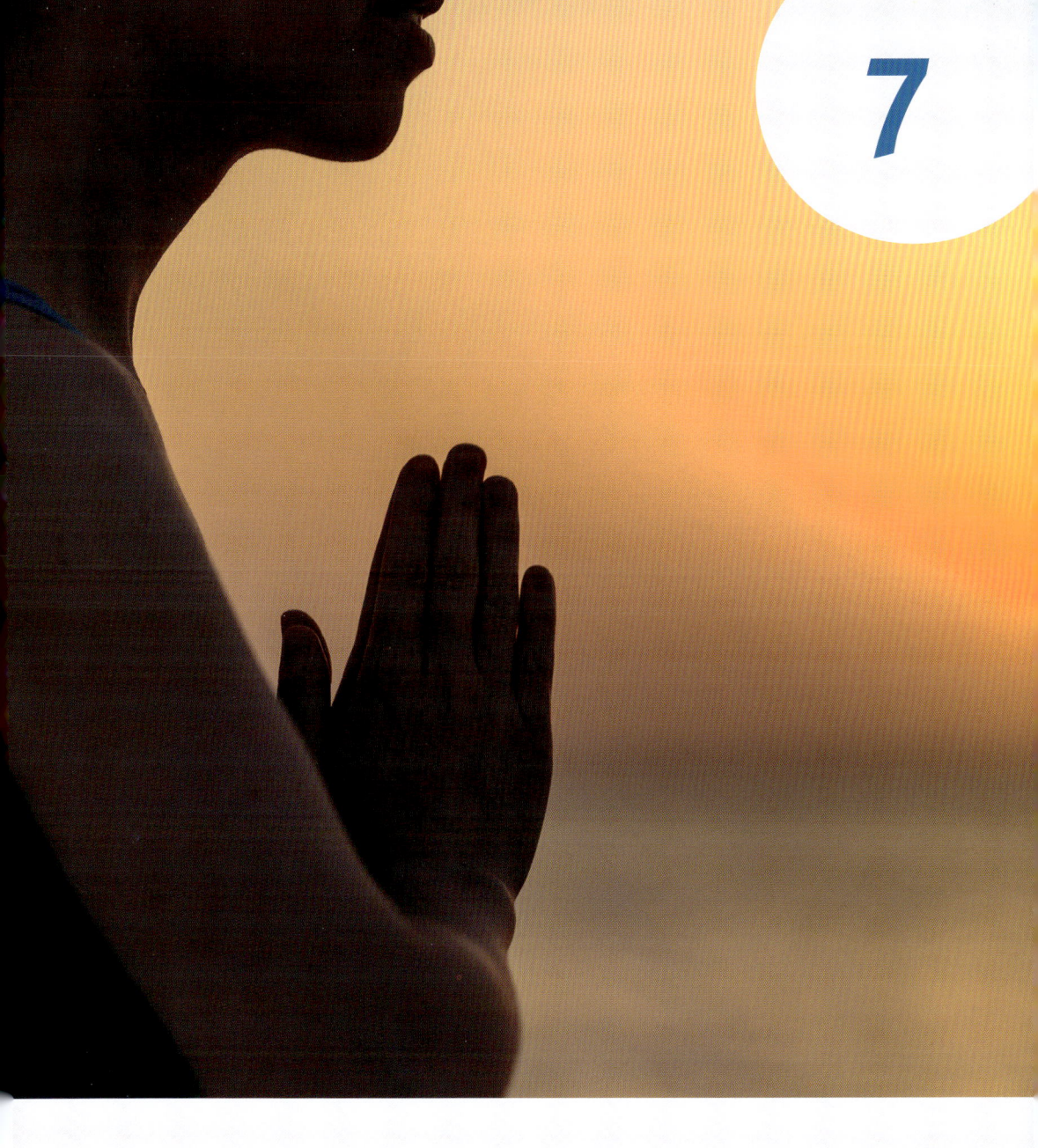

Namaste

Namastè: „Ich ehre den Platz in dir, in dem das gesamte Universum residiert.
Ich ehre den Platz des Lichts, der Liebe, der Wahrheit,
des Friedens und der Weisheit in dir. Ich ehre den Platz in dir, wo,
wenn du dort bist und auch ich dort bin, wir beide nur noch eins sind.“
Mahatma Gandhi

7.1   Danksagung

Danken möchten wir allen YogalehrerInnen, die uns auf unserem bisherigen Yogaweg begleitet haben und dies noch tun. Besonderer Dank gilt dabei Ulrike Denzer, die uns mit ihrem tiefen, philosophischen Wissen inspiriert hat. Sie hat uns stets motiviert, nicht von unseren individuellen Wegen abzuweichen, egal was kommen mag. Ein ganz großes Dankeschön geht an Georg Nebel, der als ausgebildeter Osteopath, Heilpraktiker und Yogalehrer unser Kapitel Anatomie redigiert hat. Durch seine stets konstruktiven Rückmeldungen haben wir sehr viel gelernt und waren jederzeit motiviert, die zum Teil sehr komplexen Themen zu durchdringen und letztendlich abzuschließen. Des Weiteren möchte ich (Nadine Ott) meiner Schwester Miriam Hermle danken. Sie hat mir während des gesamten Schreibprozesses mit Rat und Tat zur Seite gestanden und war jederzeit ansprechbar. Sie hat Texte des Buches gelesen, um mit Formulierungen zu helfen und hat dabei augenzwinkernd auch immer wieder auf orthographische Fehler hingewiesen. Wir möchten schlussendlich auch dem Verlag für die positive Zusammenarbeit danken.

7.2   Weiterführende Links

http://www.nadineott-yoga.de
http://www.physiotherapie-marchadier.de
http://www.vhs-don.de
http://www.yogahaus-ganesha.de
http://www.christina-casagrande.de
http://www.naturheilpraxis-beutel.de
http://www.yoga.de
http://www.vh-ulm.de
http://www.bausinger.de

7.3 Literaturverzeichnis

Abel A. N., Lloyd L. K., Williams J. S.: „The effects of regular Yoga practice on pulmonary function in healthy individuals: a literature review", in: Journal of Alternative and Complementary Medicine, März 2013, Band 19, Heft 3, S. 185–190; Elektronische Veröffentlichung am 14.9.2012

Ader R., Cohen N.: „Behaviorally conditioned immunosuppression", in: Psychosomatic Medicine Journal, Juli/August 1975, Band 37, Heft 4, S. 333–340

Agnihostri S., Kant S., Kumar S., Mishra R. K., Mishra S. K.: „Impact of Yoga on biochemical profile of asthmatics: A randomized controlled study.", in: International Journal of Yoga, Januar 2014, Band 7, Heft 1. DOI: 10.4103/0973-6131.123473

Braus D. F.: Ein Blick ins Gehirn – Eine andere Einführung in die Psychiatrie; Stuttgart: Thieme, 2011, 2. vollst. überarb. und erw. Aufl.

Craig A. D. (Bud): „How do you feel – now? The anterior insula and human awareness", in: Nature Reviews Neuroscience, Januar 2009, Heft 10, S. 59–70

Cramer H. et al.: „Randomized-controlled trial comparing Yoga and home-based exercise for chronic neck pain", in: Clinical Journal of Pain, März 2013, Band 19, Heft 3, S. 216–223

Cramer H., Lauche R., Haller H., Dobos G.: „A systematic review and meta-analysis of Yoga for low back pain", in: Clinical Journal of Pain, Mai 2013, Band 19, Heft 5, S. 450–460

Davidson R. J., Kabat-Zinn J., Schumacher J., Rosenkranz M., Muller D., Santorelli S. F., Urbanowski F., Harrington A., Bonus K., Sheridan J. F.: „Alterations in brain and immune function produced by mindfulness meditation", in: Psychosomatic Medicine, Juli 2003, Band 65, Heft 4, S. 564–570

Der Weg des Yoga : Handbuch für Übende und Lehrende / hrsg. vom Berufsverband Deutscher Yogalehrer – Petersberg: Via Nova, 2003, 4. Auflage

Die Upanischaden / Eknath Easwaran (Hrsg.): Goldmann, 2008, Dt. Erstausgabe, 1. Auflage, München

Ebnezar J., Nagarathna R., Yogitha B., Nagendra H. R.: „Effects of an integrated approach of Hatha Yoga Therapy aon functional disability, pain, and flexibility in osteoarthritis of the knee joint: a randomized controlled study", in: Journal of Alternative and Complementary Medicine, Mai 2012, Band 18, Heft 5, S. 463–472, Elektronische Veröffentlichung am 26.4.2012

Govinda K.: Chakra Praxisbuch; München – Irisiana, 2013, 2. Auflage

Gwang Suk K. et al.: „Combined pelvic muscle exercise and Yoga program for urinary incontinence in middle-aged women", in: Japan Journal of Nursing Science, 23.2.2015, DOI: 10.1111

Hagins M., States R., Selfe T., Innes K.: „ Effectiveness of yoga for hypertension: systematic review and meta-analysis", in: Evidence-Based Complementary and Alternative Medicine, (eCAM), 2013, Band 2013, Artikelnummer 649836, 13 Seiten, Elektronische Veröffentlichung am 28.5.2013

Hirschi G.: Mudras – München : Kailash-Verl., 2006, 4. Aufl.

Hölzel B.K., Carmody J., Vangel M., Congleton C., Yerramsetti S.M., Gard T., Lazar S.W.: „Mindfulness practice leads to increases in regional brain gray matter density", in: Psychiatry Research, 30. Januar 2011, Band 191, Heft 1, S. 36–43

Huchzermeyer W.: Das Yoga-Wörterbuch; Karlsruhe: Ed. Sawitri, 2012, 4. Auflage

Innes K.E., Bourguignon C., Taylor A.G.: „Risk associated with the insulin resistance syndrome, cardiovascular disease, and possible protection with yoga: a systematic review", in: The Journal of the American Board of Family Medicine, Nov.–Dez. 2005, Band 18, Heft 6, S. 491–519

Jagannathan A., Bishenchandra Y.: „Decoding the integrated approach to yoga therapy", in: International Journal of Yoga, Jul.–Dez. 2014, Band 7, Heft 2, S. 166–167

Kaminoff L.: Yoga Anatomie; München: riva, 2009, 3. Aufl.

Larsen C.: Stabiles Kreuz; Stuttgart: Trias, 2009

Larsen C.: Starke Knie; Stuttgart: Trias, 2009

Ott, Ulrich: Meditation für Skeptiker; München: O.W. Barth Verl., 2010, Originalausgabe

Pinel J.P.J.: Biopsychologie; München: Pearson, Higher Education, 2012, 8. aktualisierte Auflage

Pramanik T. et al.: „Immediate effect of slow pace bhastrika pranayama on blood pressure and heart rate", in: Journal of Alternative and Complementary Medicine, März 2009, Band 15, Heft 3, S. 293–295

Rosenkranz M. et al.: „Affective style and in vivo immune response: neurobehavioral mechanisms", in: Proceedings of the National Academy of Sciences USA, 16.9.2003, Band 100, Nummer 19, S. 11148–11152, Elektronische Veröffentlichung am 5.9.2003

Rüegg J. C.: Gehirn, Psyche und Körper – Stuttgart : Schattauer, 2011, 5. aktualisierte und erweiterte Auflage

Rüegg J. C.: Mind & Body: Wie unser Gehirn die Gesundheit beeinflusst; Stuttgart: Schattauer, 2014, 2. aktualisierte und erweiterte Auflage

Schwegler J. S.: Der Mensch; Stuttgart: Thieme, 2006, 4. überarbeite Auflage

Sharma V. K. et al.: „Effect of fast and slow pranayama practice on cognitive functions in healthy volunteers", in: Journal of Clinical and Diagnostic Research, Januar 2014, Band 8, Heft 1, BC 10 – 3, DOI: 10.7860/JCDR/2014/7256.3668, Elektronische Veröffentlichung 18/11/2013

Tatzky B.: Theorie und Praxis des Hatha-Yoga; Petersberg: Via Nova, 2007, 3. Auflage

Thangavel D. et al.: „Effect of slow and fast pranayama training on handgrip strength and endurance in healthy volunteers", in: Journal of Clinical and Diagnostic Research, Mai 2014, Band 8, Heft 5, BC 01-3, DOI: 10.7860/JCDR/2014/7452.4390, Elektronische Veröffentlichung 15/05/2014

Tracey K. J.: „The inflammatory reflex", in: Nature, 19.12.2002, Nummer 420, S. 853–859

Yoga Nidra: Neue Erkenntnisse; Hrsg. von Swami Prakashananda Saraswati; Köln: Satyananda Yoga Zentrum e. V. , 2010, 2. Auflage

Links

http://www.kompetenznetzyoga.de/viniyoganachgefragt.htm, Februar 2003

http://www.ncbi.nlm.nih.gov/

http://www.zeit.de/2006/32/M-Beziehungsmedizin, 25.08.2006

http://www.zeit.de/2007/52/M-Glauben, 18.12.2007

7.4   Über die Autorinnen

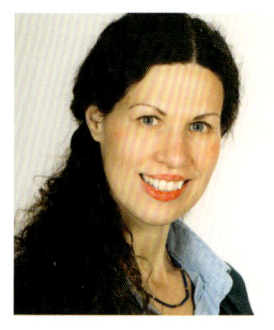

Nadine Ott – Autorin

Nadine Ott ist Yogalehrerin (YZU) mit langjähriger Unterrichts-erfahrung in Kursen und Einzelunterricht in der Yogatherapie. Aufgrund verschiedener körperlicher Einschränkungen kam sie bereits in jungen Jahren mit den Möglichkeiten des Yogas und dessen Wirksamkeit in Berührung. Sie empfand Yoga als etwas ganz Besonderes, weil Übungen nicht mechanisch ausgeführt werden, sondern unter Beachtung des regelmäßig geführten Atems, um so den Geist zu er-reichen. Mit Hilfe von Yoga lernte sie sich selbst besser kennen und merkte schnell, dass sie dieses großartige Wissen weitergeben wollte. Aus diesem Grund absolvierte sie zunächst die Ausbildung der Yogakursleiterin an der VHS Ulm. Ursprünglich studierte sie Bibliothekswesen in Frankfurt am Main und schloss als Diplom-Bibliothekarin ihr Studium ab. Nach beruflichen Stationen in San Francisco, USA und München verschlug sie die Liebe ins Ries, wo sie mit ihrer Familie heute lebt. Nach einiger Zeit der Unterrichtstätigkeit als Yogakursleiterin verspürte sie den Wunsch, ihr Yogawissen zu vertiefen. Daraus resultierte die fünfjährige Ausbildung zur Yogalehrerin (YZU) und die Ausbildung zur Meditationslehrerin in Yoga Nidra. Sie legt im Rahmen ihres Unterrichts gleichermaßen Wert auf den Körper, den Atem und den Geist. Sie vermittelt, dass der Körper mit dem mentalen Raum durch den Atem verbunden ist, woraus sich die zahlreichen Möglichkeiten der Yogatherapie ergeben.

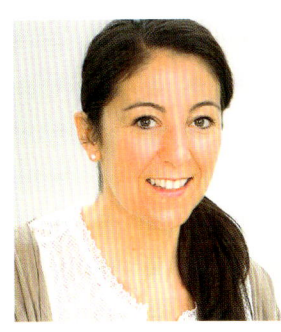

Doris Marchadier – Co-Autorin

In den Bereichen Physiotherapie, Naturheilkunde und Yoga fühlt sich die Co-Autorin Doris Marchadier zu Hause. Aus fundiertem medizinischem Wissen und gelebter Yogapraxis gibt die Physiotherapeutin im Rahmen verschiedener Aus- und Weiterbildungen ihr Wissen regelmäßig weiter. Als ausgebildeter Businesscoach liegen ihre Tätigkeitsfelder in der Begleitung von Führungskräften sowie medizinischem und pädagogischem Fachpersonal. Auslandserfahrung sammelte die Co-Autorin seit 1997 regelmäßig in Frankreich. Am Universitätsklinikum Bichat in Paris, war sie viele Monate als Physiotherapeutin tätig. Ihre Leidenschaft zum Yoga wurde stark durch Ihren französischen Yogalehrer Christophe Millet geprägt. Millet förderte Ihren Yogaweg mit intensiven Praxiserfahrungen in den Bereichen Meditation und Pranayama. Die Freundschaft und der berufliche Austausch halten bis heute an.

7.5   Bildquellen

Seite 11	© lily - Fotolia
Seite 15	© iceteastock - Fotolia
Seite 75	© wildworx - Fotolia
Seite 95	© lenka - Fotolia
Seite 113	© byheaven - Fotolia
Seite 133	© viz4biz - Fotolia
Seite 136	© vectorus - Fotolia
Seite 143	© vonuk - Fotolia
Seite 149	© Henrie - Fotolia
Seite 151	© psdesign1 - Fotolia
Seite 153	© LuckyImages - Fotolia
Seite 159	© Punto Studio Foto - Fotolia
Seite 173	© fizkes - Fotolia

Alle weiteren Abbildungen wurden von Karin Haupt erstellt: Karin Haupt Photographie – www.karinhaupt.com

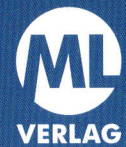

Markus Ruppert

Grundlagen des Qigong

Ein Wegbegleiter durch die ersten Jahre der Qigong-Praxis

Dieses Buch führt Sie in die Grundlagen des Qigong ein, die Ihnen die Türen auf dem Weg in die inneren Erlebniswelten des Qigong eröffnen. Ihr Qigong kann so von tiefer Bewusstheit erfüllt werden und sich von einer Entspannungsübung zu einem ganzheitlichen Weg weiterentwickeln. Während die erste Zeit im Lernprozess des Qigong meist geprägt ist vom Erlernen der Übungsabläufe, so ist für ein tieferes Verständnis die innere Arbeit – Neigong wichtig. Jeder der drei Regulationsbereiche – Bewegung, Atmung und Bewusstsein – wird ausführlich behandelt. Die Haltung und die feine innere Steuerung des Gleichgewichtes finden dabei Berücksichtigung. Mit Hilfe von hinführenden Übungen und der „stehenden Säule" (Zhan Zhuang Qigong) können Sie das Wissen praktisch umsetzen. Im zweiten Teil erlernen Sie Schritt für Schritt Ihre Atmung mit Hilfe zahlreicher Atemübungen zu erweitern. Anschließend erfahren Sie, wie Sie Ihre Aufmerksamkeit im Qigong einsetzen können um gezielt Ihren Energiehaushalt zu beeinflussen.

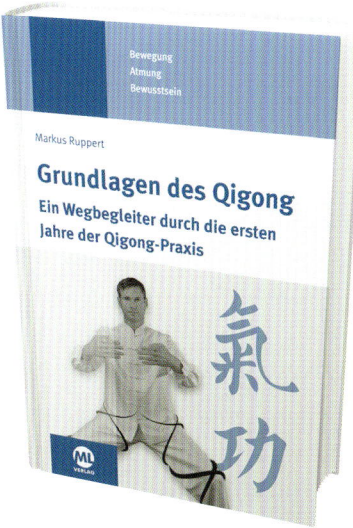

Hardcover, 1. Auflage 2015, 165 Seiten
ISBN 978-3-945695-09-8
29,95 Euro

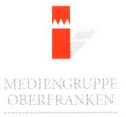

MEDIENGRUPPE
OBERFRANKEN
FACHVERLAGE

Mediengruppe Oberfranken –
Fachverlage GmbH & Co. KG
E.-C.-Baumann-Straße 5
95326 Kulmbach

Tel. 09221/949-389
Fax 09221/949-377
bfv.vertrieb@mg-oberfranken.de
www.ml-buchverlag.de

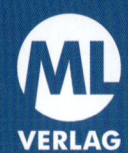

Jiao Guorui

Die 15 Ausdrucksformen des Taiji Qigong

Gesundheitsfördernde Übungen der Traditionellen Chinesischen Medizin

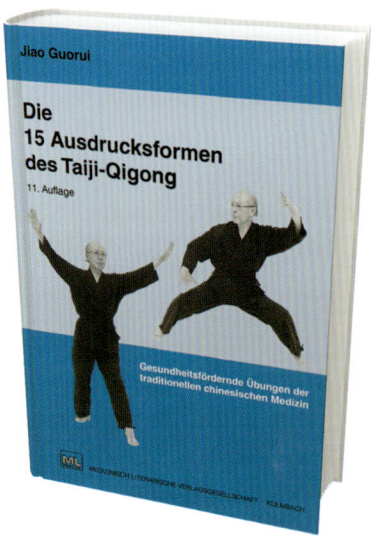

Neben der Akupunktur und der Arzneimitteltherapieist Qigong ein bedeutender Zweig der traditionellen chinesischen Medizin (TCM). Die therapeutische Wirkung der Qigong Übungen kann folgendermaßen charakterisiert wer den: Durch ganz bestimmte Körperhaltungen oder Bewegungen, durch verschiedene Methoden der Atemführung und durch geistige Übungen werden die physiologischen Prozesse des Körpers reguliert und gestärkt. Die lange Tradition des Qigong lässt sich bis vor unsere Zeitrechnung zurückverfolgen. Das Buch ist für die Praxis konzipiert und beschreibt detailliert die „15 Ausdrucksformen des Taiji Qigong". Diese Übungen wurden von Prof. Jiao Guorui aus historischen Quellen zusammengestellt und in mehr als drei Jahrzehnten klinischer Praxis ergänzt und weiterentwickelt. In den Übungsbeschreibungen werden, durch zahlreiche Abbildungen demonstriert, sehr genaue Anweisungen für die Körperhaltungen, Bewegungsabläufe und Vorstellungsübungen gegeben und Wege für die Vertiefung und Verfeinerung der einzelnen Übungen aufgezeigt. Die wichtigsten Prinzipien des Qigong, die auch für alle anderen Übungsformen Gültigkeit haben, werden erläutert. Für Leser mit Kenntnissen in traditioneller chinesischer Medizin werden Hinweise zu Indikationsschwerpunkten und Beziehungen der Übungen zu Meridianen und Funktionskreisen gegeben.

Hardcover, 11. Auflage, 304 Seiten

ISBN 978-3-88136-171-2

27,10 Euro

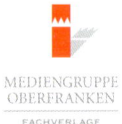

Mediengruppe Oberfranken –
Fachverlage GmbH & Co. KG
E.-C.-Baumann-Straße 5
95326 Kulmbach

Tel. 09221/949-389
Fax 09221/949-377
bfv.vertrieb@mg-oberfranken.de
www.ml-buchverlag.de

Roland Lackner

Seelenbotschaft spagyrischer Essenzen

Kartenset

In diesem inspirierenden Kartenset wird das Wesen und
die seelische Ebene der spagyrischen Pflanzenessenzen
erfasst, mit dem man direkt Zugang zur Seelenbotschaft
der Pflanzen erhalten kann. Für jede Pflanze gibt es eine
ermunternde und heilendende Botschaft, die besonders
gut geeignet ist, Menschen in schwierigen Lebenssituationen zur Seite zu stehen.

Kartenset, 1. Auflage 2015, 96 Karten

ISBN 978-3-945695-08-1

39,95 Euro

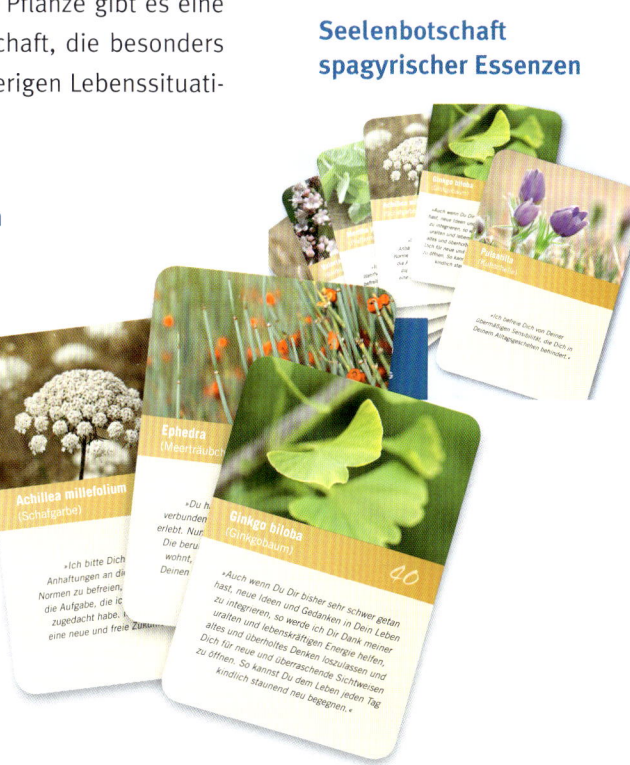

Weitere interessante Fachliteratur finden Sie in
unserem Online-Shop unter www.ml-buchverlag.de

Roland Lackner & Olivier Stasse

Spagyrik in Balance

Band 2: Hormone in Balance

Der zweite Band der Reihe Spagyrik in Balance behandelt das Thema Hormone und hormonelle Störungen. Der Mensch, der aus seinem inneren und äußeren Gleichgewicht gekommen ist, ist Symbol für eine Gesellschaft, die nicht mehr in Zusammenhängen denken kann, und deshalb stark gefährdet ist, fatalistisches Gedankengut als „normal" zu betrachten. Der Mensch als Einheit von Körper, Geist und Seele wird dann ebenso wenig wahrgenommen wie der Mensch als Teil des kosmischen Ganzen, dessen Handeln Auswirkungen auf die ganze Welt und letztendlich wieder auf sich selbst hat.

In diesem Buch lernen Sie das Hormonsystem als ein sehr empfindliches, fast schon seismographisch funktionierendes Instrument Ihres Körpers kennen. Gleichzeitig wird auch die Organsprache des hormonellen Systems dargestellt.

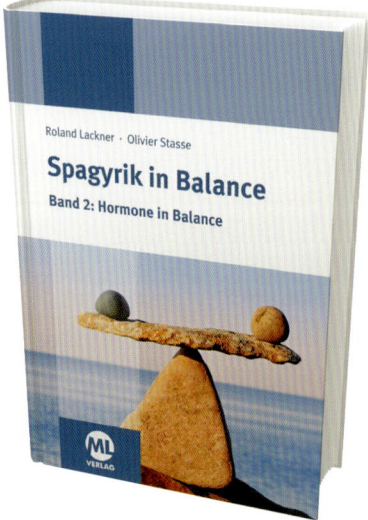

Hardcover, 1. Auflage 2015, 96 Seiten
ISBN 978-3-945695-06-7
19,95 Euro

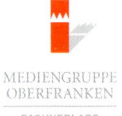

Mediengruppe Oberfranken –
Fachverlage GmbH & Co. KG
E.-C.-Baumann-Straße 5
95326 Kulmbach

Tel. 09221/949-389
Fax 09221/949-377
bfv.vertrieb@mg-oberfranken.de
www.ml-buchverlag.de